ガーデンセラピー講座 [1]
Garden Therapy

# アロマセラピー学

塩田 清二 監修

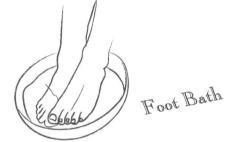
Foot Bath

Holistic Care

Aromatherapy For Anti-Aging

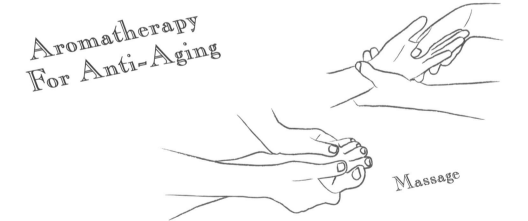
Massage

悠光堂

# 序文にかえて

　海外から日本へのアロマセラピーの導入は1980年代の初めであり、それは英国経由のアロマセラピーが入ってきたために、医療というよりもリラクセーションのために使われることが多く、特にエステサロンなどに導入されました。しかし、精油を使ったアロマセラピーは、本来フランスでは医療として1920年代に使用されており、日本での医療方面への導入はかなり遅れていました。その結果、アロマセラピーについての間違った知識や情報が世の中にあふれ、80年代から90年初頭にかけては接触性皮膚炎などの健康被害が生じて大きな社会問題となりました。それらの健康被害の諸問題についての対応とともに、精油の製造方法、成分分析や機能評価などについては1990年末くらいから国内において本格的に始まりました。その後、20年以上のアロマセラピー学会会員はじめ統合医療に従事する基礎・臨床研究者の不断の努力により、アロマセラピーが医療の分野で正しく安全かつ副作用などなく臨床応用されるまでになってきました。

　ところで、アロマセラピーを臨床において正しく実践するためには、代替医療や補助療法として精油の正しい知識のみならず、施術の技術やその経験を十分に理解し、インフォームド・コンセントを行い、芳香療法としてのアロマセラピーではなく、ケアやキュアを目的としたセラピーを実践する必要があると考えられます。そのためには、患者さんの病的背景を十分に理解した医師、看護師、助産師、保健師、薬剤師、鍼灸師、栄養士など、現場における医療従事者を抜きにしては成り立ちません。しかし、アロマセラピーの施術を受ける一般の人たちも、正しいアロマセラピーの知識を身につけて自ら学び実践する必要があります。

　一般の人たちが目にするアロマセラピーについての本や雑誌はたくさんあるものの、本格的に医療につながるアロマセラピーの専門家が執筆した入門書は今までほとんど出版されていないと言っても過言ではありません。アロマセラピー学会の会員に対して、学会が中心となって編集したアロマセラピーテキストはありますが、それは医療の専門家のためのテキストであり、初めてアロマセラピーを学ぼうとする人のための入門書が待望されていました。そこで、今回、日本アロマセラピー学会で活動している学会会員が中心となって一般の人たちにできるだけわかりやすいアロマセラピーの本を出版しようということになり、ここにアロマセラピー学入門のテキストがようやく完成しました。

　このアロマセラピー入門書では、アロマセラピーの歴史から始まり、医療現場でのアロマセラピーの使われ方の紹介、日常生活におけるアロマセラピーの使用用途やその効能な

ども解説・説明されています。また実際にアロマセラピーを使う場合に留意すべき事柄など、さらに精油の見分け方や使用方法、副作用や留意事項などについても実際の経験に基づき懇切丁寧に説明や解説がされています。また巻末には索引がつけられており、辞書的な使い方もできるように配慮されています。

　読者の皆様には、ぜひこの本を読んで基本的なアロマセラピーの正しい知識を身につけ、さらに安全なメディカルアロマセラピーを実践していただくための入門書として使用していただきたいと思います。さらにメディカルアロマセラピーについての理解を深めてもらうことができれば幸いです。本書がアロマセラピーに関心のある医療従事者の入門書にとどまらず、一般の人たちにとっても広くアロマセラピーを理解していただける本になることを期待しています。本書については、日本アロマセラピー学会に入会される方の入門書となり、さらに日本ガーデンセラピー協会の基準テキストにしたいと考えています。最後にこの本の出版にあたり、各章をまとめていただいた執筆者各位および（株）悠光堂に厚く感謝の意を表します。

　　平成28年師走　　　　　　一般社団法人日本アロマセラピー学会理事長・
　　　　　　　　　　　　　　一般社団法人日本ガーデンセラピー協会会長・
　　　　　　　　　　　　　　　星薬科大学先端生命科学研究所特任教授
　　　　　　　　　　　　　　　　　　　　　　　　　塩田清二

# 目次

序文にかえて（塩田清二） ……………2

## 第Ⅰ章・総論　アロマセラピーを知る

第1節　芳香、精油、アロマセラピーとは
　　　　（本間請子） ……………8

第2節　アロマセラピーの歴史と将来展望について
　　　　（竹ノ谷文子・神保太樹・平林敬浩・塩田清二） ……………18

第3節　医療現場におけるアロマセラピーの
　　　　現状と可能性
　　　　（鳥居伸一郎） ……………29

第4節　看護現場におけるアロマセラピーの現状と
　　　　今後の展望
　　　　（大久保暢子・鈴木彩加） ……………44

第5節　福祉・介護現場におけるアロマセラピーの
　　　　現状と可能性
　　　　（所澤いづみ） ……………59

第6節　日常生活におけるアロマセラピーとその可能性
　　　　①健康管理・維持とアロマセラピー
　　　　　〜アディポサイエンスに基づいた生活習慣病に対するアプローチ〜
　　　　（前田和久） ……………75
　　　　②食生活と香りとアロマセラピー
　　　　（中山桜甫） ……………90

第7節　地方創生におけるアロマセラピーの現状
　　　　（川人紫・塩田清二） ……………104

# 第Ⅱ章　アロマセラピーを使う

はじめに　精油の正しい扱い方
　　　　　（本間請子）　　　　　　　　　　　………130

第1節　精油の製造法とよい選び方、正しい扱い方
　　　　　（川人紫）　　　　　　　　　　　　………131

第2節　精油の種類、芳香の嗅ぎ方、
　　　　ブレンドオイルの作り方
　　　　　（長島司）　　　　　　　　　　　　………140

第3節　芳香物質の体内動態
　　　～芳香物質はどのようにして体内に入るのか～
　　　　　（塩田清二・平林敬浩・竹ノ谷文子）　………156

第4節　芳香の薬理作用
　　　　　（篠原久仁子）　　　　　　　　　　………169

第5節　アロマセラピーにおける副作用
　　　　　（鳥居伸一郎）　　　　　　　　　　………180

第6節　アロマセラピーの特性と留意事項
　　　　　（本間請子）　　　　　　　　　　　………192

# 索引
　　　　　　　　　　　　　　　　　　　　　………200

# 第Ⅰ章・総論
## アロマセラピーを知る

# 芳香、精油、アロマセラピーとは

**本間請子**

(ティアラ21女性クリニック)

## 要旨

芳香(アロマ)は、人がこれを嗅いだとき直ちに電子信号となり大脳に達し、様々な機能を果たすことになる。精油は、自然界の植物から抽出されたもので、これを用いて治療を行うのがアロマセラピーの基本である。その方法は主に芳香浴であり、直接香りを嗅ぐ、蒸気浴、手浴、足浴、入浴(沐浴)、湿布、マッサージなどがある。また、香りの効能だけでなく香り物質の持つ薬理作用も、アロマセラピーのもう一つの重要な機能である。

キーワード；
日本語：芳香、芳香物質、芳香浴、精油、薬理効果
英　語：aroma, aroma substance, aroma inhalation, essential oil, pharmalogical effect

## 1. 芳香

　芳香（アロマ：aroma）は文字通り芳しい香りであり、悪臭に相対するものである。私たちは毎日多くの匂いに囲まれて生活をしている。朝洗顔するときの石鹸の香り、歯を磨くときの歯磨き剤の香り、整髪料の香り、化粧品の香り、朝食の果物の香り、パンの匂い、バターの匂い、コーヒーや紅茶の香り、味噌汁の匂い、ご飯の匂い、漬物の匂いなどなどと朝から匂い、香りにどっぷり浸っている。

　記録によれば、人は太古の昔から芳しい香りを求めていたようである。紀元前1500年頃にすでに香炉が壁画に描かれており、古代エジプトでは香料作りが行われて最初は宗教的に使用されていた。時を経るに従い、次第に日常生活に香料は用いられるようになった。

　クレオパトラがバラの香りを好み、寝所をその香りで満たしていたことは有名である。インド、中国においても仏教とともに香料が健康のために処方されていた。その後、東西の流通が盛んになり、ヨーロッパにおいても香料は広く流布された。

　わが国日本には、500年代に仏教とともにジンコウ（沈香）、ビャクダン（白檀）、チョウジ（丁子）、ジャコウ（麝香）などをはじめ多くの香料が輸入された。平安時代に貴族の間で香をたくことが流行り、香料の調香技術が発展し香りを愛でる文化が栄えた。その香道が時代を経て、今日まで継続している。

　芳香療法とは、この天然の芳香物質を使用する自然療法の一つである。

## 2. 精油

　精油は英語でエッセンシャルオイルと称する。性質上天然香料ともいわれるが、正確には植物がもつ自然の有機物といった方が妥当である。

　精油は植物の様々な器官で生合成される芳香物質（芳しい香りを放つもの）である。

　様々な器官とは花、葉、茎、樹木自体、根、種子、果実の皮などであるが、これらから水蒸気蒸留法および圧搾法で得られた植物の油が精油である。したがって精油には植物の生命と個性が存在する。この精油という有機物質は自然だけしか作ることができない物質である。人間と植物はどちらも同じ生命力を持った有機体であるから、それらが出会うとお互いに調和するため、精油は人の身体にやさしく作用し比較的害が少ないのかもしれない。

　精油の歴史は古く、古代エジプトにおいてシダーウッド油とミルラ（没薬油）は死体の

防腐に用いられていた記録がある。精油は宗教的儀式、香料、衛生のために使用されていた。

12世紀ドイツにおいてビンゲンの尼僧院長によりラベンダーが蒸留された。14世紀以来ハンガリー水（ローション）は600年歴史をもち現在にいたるまで愛用されている。15世紀にはシナモン、フランキンセン、ローズ、セージなどの精油が現れた。17世紀初め約60種の精油が使用されていた。18世紀には精油は医療に使われるようになった。19世紀、20世紀になり精油による治療が進むと、香料産業も盛んになり、精油の化学的研究が進展し、含有されている驚くべき多くの成分が明らかになった。

日本は精油産出国ではないのでほとんど雑貨という扱いで輸入しているが、近年オーガニックのラベンダー油、モミの精油をはじめ、ヒノキ、クロモジ、ニオイコブシ等の精油も産出され始めた。

## 1）精油の製造法

次に精油の製造法について述べる。製造法の主なものは水蒸気蒸留法と圧搾法である。

### （1）水蒸気蒸留法

芳香療法に用いられているほとんどの精油はこの方法で製造されている。

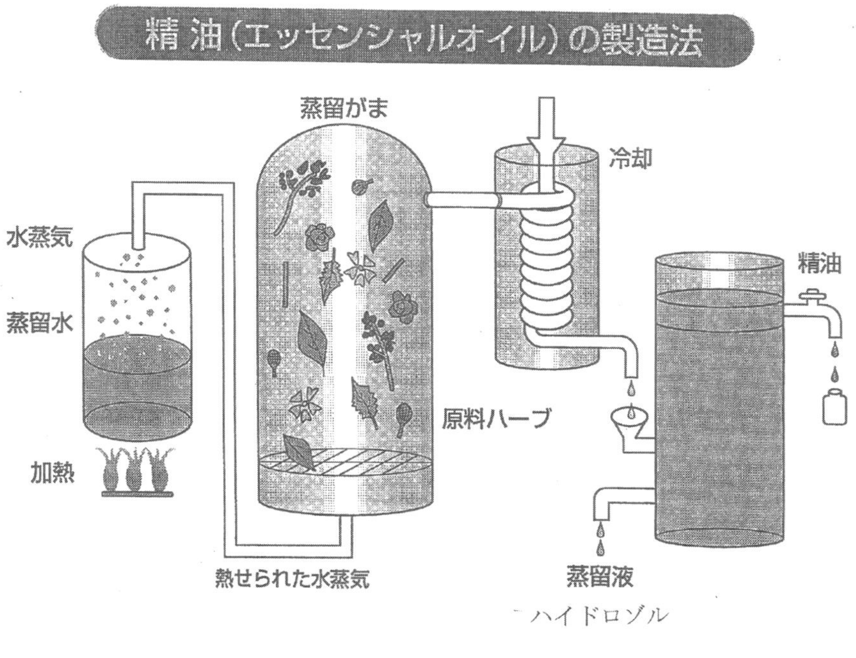

（図1）水蒸気蒸留法による精油の製造法

ステンレス製の蒸留釜に芳香植物（花、葉、茎など）を入れる。そこに蒸気を通す。多くの精油は水に溶けない。精油の蒸気圧と水の蒸気圧との和が釜の中の圧力に等しくなると精油は水蒸気とともに留出するが、このときの温度は精油成分の沸点より低いので精油成分は変質することはない。また精油成分に水に溶ける部分がある場合は水溶液の方へ出てくるが、これはハイドロゾルと呼ばれ、これも芳香療法に使用する。バラの花を蒸留したときに出る水は、一般にローズ水と呼ばれ汎用されている（図1）。

　この方法で植物の種類によって異なるが数千kgの芳香植物からわずか数kgの精油が得られるのである。3,000kgのラベンダーの花を蒸留して3kgほどのラベンダーの精油が得られる。その香りと作用により香りの女王といわれるローズにいたっては、1,000kgの花びらを蒸留して平均5gのわずかな精油しか得られないのであり、高価である理由がわかるであろう。

（2）圧搾法

　オレンジ、グレープフルーツ、レモンなどの柑橘系の果皮にはオイルが溜まっているので、果皮を圧搾して精油を採取する。昔は手で行っていたが現在はローラーを用い、皮むき、圧搾などが機械化されている。

## 2）精油の成分

　生命に必須の炭素、水素、酸素がすべての精油に合まれ、結合して以下の化合物を作り含んでいる。

　炭化水素に属するテルペン類、アルコール類、アルデヒド類、ケトン類、カルボン酸、フェノール類、エステル類、クマリン類を作る。炭化水素は精油中にかなり多く含まれている。

　精油は、その成分の違いにより様々な芳香を発散し多種多様な薬理効果を示す。また重要なことは一種の精油は数十種から数百種の成分を持ち、その中のわずか一種類の成分が欠けてもその芳香植物の個性は失われる。すなわち香りが変わってしまうのである。

　植物であるため採取した年の天候、時期により微妙に成分は変化する。

　また、適切な環境下で保存されると精油の品質は長期間損なわれない。現在ではガスクロマトグラフィー法で成分分析が行われている。

　以下によく使われている精油の成分を示す。

　例えば、今ここにあるボトルのラベンダー油の成分は以下のようである。

真正ラベンダー（LAVANDULA ANGUSTI FOLIA）

原産国：フランス　SANOFLORE 社製

抽出部位：花

成分

α‐ピネン……………………………………… 0.25%
カンフェン……………………………………… 0.30%
オクタノン 3………………………………… 1.47%
オクタノール 3……………………………… 0.34%
リモネン………………………………………… 0.36%
1,8 シネオール + β‐フェランドレン……… 1.33%
シス β オシメン……………………………… 4.05%
トランス β オシメン………………………… 2.59%
リナロール…………………………………… 35.72%
酢酸リナリル………………………………… 31.86%
テルピネン 4 オール………………………… 2.00%
カンファー……………………………………… 0.50%
ラバンデユロール…………………………… 0.97%
酢酸ラパンデユリル………………………… 2.83%
α‐テルピネオール…………………………… 0.51%
β‐カリオフィレン…………………………… 4.09%

主成分のリナロールはモノテルペンアルコール、酢酸リナリルはエステル類である。

## 3）精油の表記

精油のラベル表記は大体以下のように表記されている。

① 精油類の学名
② 商品名
③ 原産地名
④ 採油部位
⑤ 製造方法
⑥ 製造ロット番号
⑦ 製造場所

⑧ 製造年月日
⑨ 容量
⑩ 注意事項

### 4) キャリアオイル（ベースオイル）について

精油は植物の有機物の濃縮されたもので、現代の薬でいえば劇薬に例えられる。

精油の原液をそのまま皮膚につけるわけにはいかない。そこで精油を植物油で希釈して芳香療法で使用する。この希釈のための植物オイルをキャリアオイルまたはベースオイルと称する。精油を皮膚に人に運び込むという意味もある。

これらにはホホバオイル、スイートアーモンドオイル、小麦胚芽オイル、ココナッツオイル、アプリコットカーネルオイル、ローズヒップオイル、カレンデュラオイルなどがあるが、それぞれの成分により効能が異なる。皮膚の性状、症状により使い分けることが大切である。

## 3. 芳香療法（アロマセラピー）

芳香療法は英語でアロマセラピー、フランス語でアロマテラピーと称する。

芳香療法とは、生命力と個性をもつ植物の有機物質、すなわち精油を用いて心身の健康維持、増進および病気の症状を和らげることに役立つ補完療法であり、自然療法に属する。

自然からの賜りものをツールとして行う芳香療法は、ゆっくりとやさしく効果をもたらし害が少ない。個人でも行うことができるが、基本的なことを習得していないと間違いが起こる可能性があることはいかなる療法でも同様である。

芳香療法には主として精油の香りを利用する、精油の薬理効果を応用する、香りと薬理効果の療法を利用する、という3つの方向があるが、実際は混ざり合っている。

まず芳香療法の手法について概略を述べる。その目的、効果、精油の種類などについては各論に委ねる。

## 1）芳香浴

### （1）直接芳香を嗅ぐ

ティッシュペーパーやハンカチに精油を1～2滴垂らし鼻に近づけ、ゆっくりとまず3～4回深呼吸をする（図2）。

ディフューザーを用いてほのかな香りを楽しむ。（図3）は素焼きの壁付けタイプのディフューザーであるが、中に好みの精油を10～15滴入れると素焼きを通してほのかな香りが漂う。他、種々の器機が出まわっている。

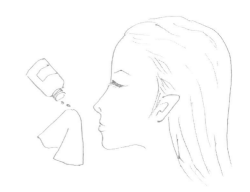

（図2）直接に芳香を嗅ぐ
ティッシュペーパーやハンカチに精油を
1～2滴垂らし鼻に近づけて深呼吸をする

### （2）蒸気浴

大きなボウルか洗面器に熱い湯（70℃くらい）を入れ精油を1～2滴垂らし、目を閉じて蒸気を吸い込む。バスタオルをかぶり容器に覆いかぶさるようにするとより効果的である（図4）。

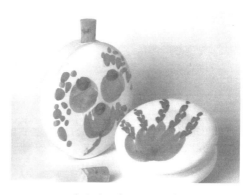

（図3）ディフューザー

### （3）手浴

洗面器に手首まで浸かるくらいのぬるめの湯を入れ、精油を1～2滴垂らし、10分間ほど両手をつける（図5）。

### （4）足浴

洗面器かバケツに足首まで浸かるくらいの熱めの湯を入れ、精油を1～2滴垂らし、約10分間足をつける（図6）。

湯だけの足浴で身体を温めるには、少なくとも20分間以上の足浴が必要である。

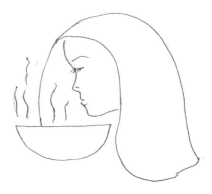

（図4）蒸気浴
大きなボウルか洗面器に熱めの湯を入れ精油を
1～2滴垂らし目を閉じ蒸気を吸い込む

## （5）入浴（沐浴）

　歴史を紐解くと古代のエジプト人、ギリシャ人、トルコ人は芳香を使った贅を凝らした沐浴を好んでいた。芳香を用いた入浴は最上、最大限の芳香浴である。浴槽にぬるめの湯をはり精油を5〜6滴垂らし、油膜ができたところでゆっくりと沐浴をする（図7）。

　疲れているときや心臓に負担をかけたくない場合は湯を少なくし、半身浴（腰湯）にすると効果的である。入浴の際には湯の温度が重要である。ラベンダーの精油はぬるめの湯でリラックス効果が得られるが、熱めの湯ではその作用は引き出せない。入浴後あるいはサウナなどの後でオイルを身体に塗り、芳香浴を楽しみたいときは完全に汗がおさまってからの方がよい。発汗中は身体の老廃物を皮膚から出しているときであるから、精油は入りにくいので効果が十分に得られないことを知っておく必要がある。足浴、入浴の詳細は各論に委ねる。

## （6）湿布

　洗面器にやや熱めの湯、あるいは場合によっては水を入れ精油を1〜2滴垂らす。そこにタオルを浸し水面に張った油膜をすくうようにして、タオルを絞りその面を患部に当てる。またはハイドロゾルをガーゼに濡れるほどたっぷりふりかけ、そのまま患部に当てる。

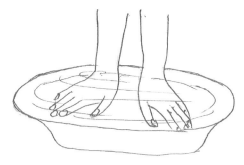
（図5）手浴
洗面器に手首まで浸かるくらいのぬるめの湯を入れ精油を1〜2滴垂らし10分ほど両手を入れる

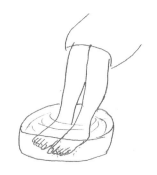
（図6）足浴
洗面器かバケツに足首まで浸かるくらいの熱めの湯を入れ精油を1〜2滴垂らし約10分間ほど足を浸ける

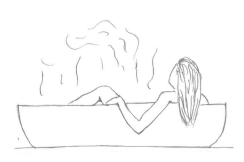
（図7）入浴（沐浴）
浴槽にぬるめの湯をはり精油を5〜6滴入れ入浴する

第1節　芳香、精油、アロマセラピーとは

## 2）マッサージ・トリートメント

　マッサージは芳香療法の古くからの手法である。一般的には精油をキャリアオイルで希釈し、このブレンドオイルを皮膚に塗りマッサージする。アロママッサージ、芳香療法マッサージとも称する。

　マッサージの目的は精油が皮膚に浸透していくことを促進し心身に刺激、リラックス効果あるいはその両方をもたらすことであるが、不健康な皮膚すなわち老廃物がたまり、血液がよどんでいる皮膚にはマッサージの効果が伝わりにくい。正しい食生活が健康な皮膚の基本となるから、よい食養生をし、健康な皮膚へ導き芳香療法マッサージを受けると、その効果を充分に享受することができる。

　近年、日本アロマセラピー学会では、アロママッサージとトリートメントを区別して扱っている。マッサージは、医師、鍼灸師、マッサージ師により施術される場合に使用し、アロマセラピスト、一般の人が施術する場合はアロマトリートメントと称する。

## 3）肌の手入れ（スキンケア）

　5000年以上も前から香りを堪能するため、衛生のため、香料を身体に塗ることは行われてきた。精油で身体を香らせることは、自然の有機物で肌の手入れをすることである。精油は香水と薬とを兼ねているといわれている。精油はローションであろうがクリームであろうが、どんなかたちの化粧品でも容易に混合することができ、現在は、快い香りの精油であるバラ、ラベンダー、ジャスミンなどが多く利用されている。

## 4）補完療法として医療への応用（メディカルアロマセラピー）

　過去の膨大な経験および研究により、様々な精油の様々な機能が解明されつつある。

　精油の芳香を嗅ぐと、その刺激は直接大脳に伝わり自律神経系[注釈1]、内分泌系、免疫系に影響を与え、心身の状態に変化を現すことがわかってきた。例えば心臓の動悸（自律神経の交感神経興奮）をショウブ、メリッサ、ネロリなどの香りが鎮める。

　また、精油は直接細菌やウイルスに作用し抗菌効果を示す。例えばレモングラス、シナモンパーク、ティートリー精油の芳香成分は、空中のカビなどの胞子に付着し増殖できないように働く。

　また、精油は消毒にも使用されている。精油の抗菌作用は抗生物質ほど強力ではないが

副作用が少なく、また耐性菌（注釈2）を作りにくい。

　医療への応用の際も芳香浴、マッサージおよびトリートメント、湿布の手法を用い各診療科で進められつつあるが、現代医療とただ併用することではなく、この自然から賜った生命力のある有機物の精油を、いかにして現代医療に組み込んでいくかが重要で難しい課題である。

注釈

1）自律神経系：人間の生命維持（心臓の拍動、呼吸、体温など）のため昼夜絶え間なく働いている神経系で、交感神経（活動体制）と副交感神経（リラックス体制）がバランスをとり働いている。

2）耐性菌：ある細菌に対してある薬を継続して使用していると、その細菌がその薬に対して強くなり抵抗するようになり、薬がその細菌に効かなくなることをいう。

参考文献

1. 亀岡弘（2008）『エッセンシャルオイルの科学─精油の正しい知識と理解を深めるために─』pp.1-140、フレグランスジャーナル社
2. ロバート・ティスランド、高山林太郎訳（1985）『アロマテラピー〈芳香療法〉の理論と実際』pp.1-370、フレグランスジャーナル社
3. スーザン・カティ、川口健夫／川口香世子訳（2006）『新訳　ハイドロゾル─次世代のアロマセラピー』pp.1-349、フレグランスジャーナル社
4. 三上杏平（2007）『エッセンシャルオイル総覧2007』pp.6-265、フレグランスジャーナル社
5. シャーリー・プライス／レン・プライス、川口健夫／川口香世子訳（1999）『プロフェッショナルのためのアロマテラピー』pp.15-359、フレグランスジャーナル社
6. 青島均（2007）『香りの科学はどこまで解明されたか─アロマテラピー・森林浴・嗜好飲料─』pp.1-156、フレグランスジャーナル社
7. 今西二郎（2006）『補完・代替医療　メディカル・アロマセラピー』pp.2-194、金芳堂

第1節　芳香、精油、アロマセラピーとは

# アロマセラピーの歴史と将来展望について

**竹ノ谷文子**
(星薬科大学総合基礎薬学教育研究部門〈分子生理科学〉)

**神保太樹・平林敬浩**
(星薬科大学先端生命科学研究所)

**塩田清二**
(一般社団法人日本アロマセラピー学会理事長・一般社団法人日本ガーデンセラピー協会会長・星薬科大学先端生命科学研究所特任教授)

## 要旨

アロマセラピーの歴史の始まりの原点は、紀元前の古代人が火を使い始めた頃であり、落ち葉などを燃やす儀式の中で「いい香り」の存在に気づいたと推測される。その後、「香り」は歴史上の権力者たちを魅了していく。また、芳香植物は様々な国の文化に溶け込み、近代のアロマセラピーへと発展していく。10世紀には、イブン・シーナーが精油抽出法を開発し、さらに17世紀に入るとフランスのプロバンスで香水づくりが盛んに行われた。アロマセラピーという言葉は、1920年頃にフランスのルネ・モーリス・ガットフォセが自身のやけどでラベンダー精油が治癒に効果的だったという実体験を研究し「アロマテラピー」として報告したことから生まれた。その後、医師のジャン・バルネが臨床的研究を発表し、「メディカルアロマセラピー」の基礎を築いた。一方、イギリスでは、マルグリット・モーリーが精油を使用したマッサージのトリートメント法を開発したことから、アロマセラピーはフランスのメディカル式とイギリスのエステ式の二系統が存在することになった。

キーワード；
日本語：精油、イブン・シーナー、ルネ・モーリス・ガットフォセ、ジャン・バルネ、蒸留法、マルグリット・モーリー
英　語：Essential oil, Ibn Sina, Rene-Maurice Gattefosse, Jean Valne, Distillation, Marguerite Maury

## 1. はじめに

アロマセラピーのアロマ（aroma）とは「芳香」を表し、一方のセラピー（therapy）とは薬や手術などによらない治療や療法などを指す。よって、両者の言葉の意味から考えるとアロマセラピー（aroma therapy）とは、植物の持つ芳香成分を利用した芳香療法を意味する。

香りは紀元前もの昔から人々のくらしの中に溶け込み、人と密接な関係にあった。また古代エジプトから始まった芳香植物の利用は、様々な国の文化の影響を受けることにより変化を成し遂げてきた。芳香植物の利用は長い時空を超え、アラビアや中国の医学や医療の中に溶け込んでいき、人々は精油の抗菌作用や芳香療法の効果を知ることになった。また、その医学的効果は、様々な医師や研究者によって著書などにより発表され、「アロマセラピー」として発展してきた。アロマセラピーにはフランスのメディカル的アロマセラピーとイギリスのエステ的アロマセラピーの2系統が存在する。これまでの日本においてのアロマセラピーは、イギリス経由で入ってきたため、エステ的アロマセラピーが主流になっていた。しかし、今日ではフランスのメディカル的アロマセラピーも注目されており、科学的・医学的な研究によってメディカルアロマセラピーとしての効果およびその科学的根拠（エビデンス）が確立されつつある。

## 2. 古代のアロマセラピー

### 1）紀元前のアロマセラピー

#### （1）古代エジプトにおける芳香植物の有効活用

古代の人々は火を起こすことを学び、さらに火を自由に扱うようになった。そして、植物の枝や葉などを燃やしたり、蒸すことにより、いい香りが発生することを発見したと推測される。このように香り（aroma）は古代の人々にとっても、生活の中で密接なものであったと考えられる。

古代エジプトの人々は、木や葉などを燃やし香煙に魂を乗せて天国に導かれることを信じ、神に祈りを捧げていた。エジプト以外でも宗教的儀式に香りは必要不可欠なものであり、現在でもそのような薫香は宗教・宗派を超えて世界各国で見ることができる。このように、香りはまず聖なる神に捧げることから始まったが、実際、香りが使われることを許

されたのは上流階級や選ばれた人たちだった。下層階級の人々は、容易に香りを生活の中に用いるのが難しかったといわれている。

紀元前3000年頃の古代エジプトでは、芳香植物は浸剤（ハーブティーやハーブオイル）として使われたという。また、ミイラ作りの防腐剤として乳香（フランキンセンス）や没薬（ミルラ）などが使われていた。

また、絶世の美女として有名なクレオパトラ（69～30B.C.）は、バラの香りを好み、また入浴後に高価なバラのオイルを使ってマッサージを施し、若さと美貌を保っていたといわれている。一方では香りを武器に、権力者を魅了したという有名な伝説もあり、クレオパトラはバラのオイルや香りのもつ効能を巧みに利用した人物ともいえる。

### （2）古代インドにおける芳香療法

紀元前1200～1000年頃のインドでは、アーユルベーダの源流が神々に捧げた賛歌集「リグ・ベーダ」に記載が見られる。アーユルベーダは約3000年以上の歴史を持つ伝統医療法で、現代でもその伝統は脈々と受け継がれている。

### （3）旧約聖書からみられる古代の芳香療法

旧約聖書には、紀元前2000～1000年頃のイスラエル人の生活やくらしなどが記され、儀式などに使用された香料やブレンド法などの情報も書かれており、香料の取り扱いなどに関して記載されている書物としては最古の書物となる。さらに旧約聖書には、アラビア南部のシバ国の支配者である「シバの女王」がソロモンの英知を知り、自身の抱える悩みを解決するためにエルサレムのソロモン王の元を訪問した。そのときに金や宝石などを贈った物の中に、乳香や白檀（サンダルウッド）などの香料があったことなどが記述されていることから、当時、これらの香料はかなりの貴重品であったことが窺われる。

### （4）古代ギリシアの芳香療法

紀元前5～4世紀頃の古代ギリシャでは「医学の父」と呼ばれるヒポクラテス（460～375B.C.）が、それまで魔術的であった医術を科学的な西洋医学へとつなげる医学の基礎を築き上げた。彼は、マッサージの効用・効果を医療や健康づくりに取り入れたといわれている。アリストテレスの弟子である古代ギリシアの哲学者テオフラストス（373～287B.C.）は「植物学の祖」と呼ばれ、植物の分類や系統だった研究を行い、『植物誌』を著している。芳香植物についての記載に関しては不明である。

# 3. ヘレニズム文化と古代ローマの芳香植物

## 1）ヘレニズム文化

### （1）東方遠征とヘレニズム文化
　紀元前4世紀頃では、ギリシャとペルシャの中間に位置するマケドニア王国のアレキサンダー大王（356～323B.C.）が東方遠征でアケメネス朝ペルシア帝国を滅ぼし、ギリシャ、エジプト、東から中央アジア、インド北西部にいたる広大な世界帝国を築き上げた。この東方遠征により生じた東西の交流から「ヘレニズム文化」が生み出された。この頃に東西の間で様々なハーブやスパイスや香辛料が盛んに取引されるようになった。

## 2）古代紀元後のローマにおけるアロマセラピー

### （1）プリニウスの自然誌
　紀元後に入っていくと、古代ローマの博物誌家であるプリニウス（A.D.23～79）が大規模な自然誌『博物誌』全37巻を執筆した。

### （2）皇帝ネロとバラに関する逸話
　古代ローマ皇帝ネロ（A.D.37～68）は暴君として知られる一方で、バラ好きの権力者の一人としても有名である。彼はバラの香油を身体に塗ったり、部屋中を大量のバラで埋め尽くしたり、さらにはバラ水の出る噴水を作らせたなど、数々の逸話が残っている。このような話からも、当時に高価な大量のバラを自由に使えたネロの権力のすごさを窺い知ることができる。

### （3）『薬物誌』と『ウィーン写本』
　また、古代ローマの医学者であるディオスコリデス（A.D.40～90）はローマ帝国で軍医として働き、『薬物誌（マテリア・メディカ）』を著した。その複写本は『ウィーン写本』として知られている。

### （4）ガレノスによる軟膏の創作
　さらにローマ時代のギリシャの医学者であるガレノス（A.D.129～199）は、臨床医として多くの動物を解剖し、それによって体系的な医学を確立した。そのガレノスは薬草の

知識を元に薬を調整したり、コールドクリーム（軟膏）などの製剤法を開発した。

## 4. キリスト教と医療の発展

### 1）ギリシャ医学からローマ医学へ、そしてキリスト教の影響

#### （1）「新約聖書」による記述

　その後ギリシャの医学は、ローマ帝国の進展によってローマ医学として変化していく。そのローマの国教であるキリスト教が支配するようになるが、「新約聖書」には、イエス・キリストが馬小屋で誕生した際に、東方の三賢人が黄金、乳香（フランキンセンス）、没薬（ミルラ）を捧げたという逸話がある。乳香と没薬は「神の薬」を意味する。

#### （2）ネストリウスの影響によるアラビア医学の誕生

　古代キリスト教の教派の一つであるネストリウス派は、異端認定された後、その弟子たちは帝国の東部で伝道を続け、やがてネストリウス派を支持する勢力はペルシャ、インド、中国まで拡大し、中国では景教と呼ばれるようになるまで発展した。A.D.765年にネストリウス派の医師がイスラム教の支配者であるカリフの主治医としてバグダートに招かれ、ローマ医学校が設立された。その際にローマ医学書がイスラム教の共通語であるアラビア語に翻訳されアラビア医学が誕生した。

#### （3）シルクロードによる中国の薬草学の進展

　シルクロードの発展により、アラビア医学の芳香植物は中国医学や薬剤学にも大きな影響を及ぼした。その理由として2～3世紀の漢の時代には、中国最古の薬草学書である『神農本草経』に365種類の薬剤が記載されているのに対し、後のA.D.974年に書かれた『神農本草経集注』には、薬剤の種類が978種類と大幅に増加している。その中には中東で作られているミラル（没薬）などのアラビアの薬剤なども記されている。

# 5. 中世の精油抽出とその発展

## 1）精油抽出法の発見

### （1）イブン・シーナーによるバラ精油の抽出と蒸留法の開発

　イブン・シーナー（A.D.980～1037年）はアラビアの哲学者・科学者・医学者だが、卑金属（金以外の金属）から金を作るという錬金術の過程の一部で、バラの花と金属を用いた実験により、偶然に精油を抽出した。この彼の業績の一つである「精油製法の確立」は、芳香植物を効果的に使用する手法を発展する上で大変重要であり、アロマセラピーの歴史上、大きなターニングポイントとなった。

　またイブン・シーナーは、精油を外科処置にも使用した。また蒸留法により芳香蒸留水を製造し医学に精油を応用した。また彼の著書である『医学典範（カノン）』は、17世紀にいたるまで西洋の医科大学などでテキストとして使われてきた。

### （2）十字軍による蒸留法の広まり

　キリスト教・ユダヤ教・イスラム教の3つの宗教共通の聖地がエルサレムだが、A.D.1095～1291年頃、この地の奪還を目的に十字軍が派遣された。その際、地中海世界の文化交流が促され、ハーブや薬草、アラビア医学や精油の蒸留法などの情報や技術がヨーロッパに伝わった。

### （3）エリザベートとローズマリー

　ローズの効能のすばらしさを伝える話が、14世紀頃のハンガリーにある。王妃のエリザベート皇后が、晩年に手足が痛む病気（慢性関節リウマチ）に悩んでいたそうである。そこで、修道院の僧がローズマリーを主とした液体を献上したところ、王妃の手足の痛みは消えてすっかり元気になったそうである。さらに隣国のポーランドの王子が老齢の彼女に求婚させたほど、王妃を若返らせ元気にさせた。ローズマリーが主成分であるこの献上品は「若返りの水」と名付けられたという話が言い伝えられている。

# 6. 近年の芳香療法への発展

## 1）薬草関連書

　一方、イギリスでは、数名のハーバリスト（ハーブを処方する専門家）が薬草関係の書を発表した。まず、ジョン・ジェラード（A.D.1545～1612年）は『本草または一般の植物誌』を著し、ロンドンのホルボーンに『薬草園』を開園した。また、ジョン・パーキンソン（A.D.1567～1650年）は『広範囲の本草学書』を著し、その後、ニコラス・カルペパー（A.D.1616～1654年）は『The English Physician』を発表した。

## 2）ヨーロッパでの香料の香水への発展

　また、この16～17世紀頃のヨーロッパは香料産業が盛んになり、特にフランス南部のプロヴァンス地方は、香水の町として発展し活気に満ちていた。さらにこの香水はヨーロッパの貴族の間で流行した。

## 3）精油の抗菌作用とオーデコロンの誕生

### （1）伝染病から守る精油の効果

　アロマセラピーに使用される精油の抗菌作用は、17世紀の話からも知られている。南フランスのトゥールーズではペストが大流行したとき、死体から金品を盗む泥棒たちにペストが伝染しなかったのは、ローズマリー、タイム、セージ、ラベンダーなどのハーブを酢に漬け込んで作った、殺菌効果の高いハーブビネガーを全身に塗っていたためだったという言い伝えがある。また、香料を扱う商人たちは、伝染病にかからなかったという逸話も残されている。

### （2）「ケルンの水」とオーデコロンの誕生

　また、17世紀末にはジョヴァンニ・パオロ・フェミニス（イタリア人）が、ドイツのケルンで「すばらしい水（オーアドミラブル）」を発売し、大評判となった。この「ケルンの水」は最古の香水として知られていたが、当時は胃薬としても使用された。これはフランスで「オーデコロン」として1742年に商標登録された。

# 7. 近代のアロマセラピーの誕生

## 1）アロマセラピーの誕生

### （1）ルネ・モーリス・ガットフォセの「アロマセラピー」誕生

19世紀に入ると、科学技術の進歩により有効成分が分離精製できるようになった。また植物の組成成分を合成できるようになり、植物以外からも薬が誕生していった。

1920年頃のフランスの香水研究所で働いていたルネ・モーリス・ガットフォセ（A.D.1881～1950年、調香師、香料および香粧品の研究者、経営者）が実験中に手にやけどを負った。彼は悪化した傷にラベンダーの精油をつけたところ、「痛みがひき、やけどの跡もほとんど残らなかった」という経験をした。このような実体験がきっかけとなり、彼は民間薬としての精油の利用に興味を持ち、医師と共同で癒傷作用試験や臨床報告をまとめ、多くの論文を残した。彼はその集大成として、1937年に『Aromathérapie - les huiles essentielles hormones végétales』と『Antiseptiques essentiels』として発した。これが「アロマセラピー」という言葉の誕生である。なお、1977年にはイギリス人のロバート・ティスランがガットフォセの著作を英訳した『The Art of Aromatherapy』が発表されている。

### （2）ジャン・バルネによる精油の臨床応用

しかし、その後、第二次世界大戦の影響で彼の推奨したアロマセラピーは一時、忘れ去られてしまったが、ルネ・モーリス・ガットフォセとともに研究を進めてきたフランス人医師のジャン・バルネ（A.D.1920～1995年）は、アロマセラピーの精油の効能の知識を生かし、負傷兵の治療にラベンダーやティートリー精油を用いて治療にあたり、精油に治癒効果のあることを実証した。

## 2）フランス式メディカルアロマセラピーの発展

### （1）メディカルアロマセラピーの科学的エビデンスと臨床応用

その後、ジャン・バルネは、パリで外科医院を開業し、一般医師として活躍しながら精油の薬理作用と臨床応用の研究を進めていった。そして、1964年に精油を薬剤として臨床応用する研究をまとめた『Aromatherapy Treatment of Illnesses by Essence of Plants』を出版し、メディカルアロマセラピーの土台を築き上げた。このようにフランスのアロ

マセラピーの科学的エビデンスは、ルネ・モーリス・ガットフォセとジャン・バルネの2人によって一般人に広められたといってよいだろう。

### （2）イタリアの癒し効果のアロマセラピー

また、イタリアでもメディカル的なアロマセラピーの研究が行われ、1920年には、医師のガッティとカヨラが精油の治療的効果と神経系への作用やスキンケアの応用など幅広い研究を行った。さらに彼らは、精油を嗅ぐことによる精神的な癒し効果なども実証した。

### （3）フランスでのメディカルアロマセラピー

近年のフランスのアロマセラピーは、精油の薬理作用を利用するメディカルアロマセラピーとして発展してきた。また、今日でもフランスの影響を受けた近隣のドイツやベルギーでは医師、薬剤師によるメディカルアロマセラピーが普及し、精油の内服や粘膜投与が医師の指導の元で行われている。

## 3）イギリス式エステ的アロマセラピーの誕生

### （1）マルグリット・モーリーによるイギリス式エステ的アロマセラピー

1950年頃に入ると、マルグリット・モーリー（A.D.1895～1968年、オーストリア生まれ、フランスで活躍した生化学者）は、伝統的なインド、中国、チベットなどの医学や哲学の研究を生かし、精油（植物油で希釈し使用）で身体をマッサージするという、トリートメント法を考案した。1961年、彼女はこの精油を使った心身の美容と健康法の成果を著書『ル・キャピタル・ジュネス（Le capital 'Jeunesse'　最も大切なもの……若さ）』で発表した。また、この成果は美容界での国際的な賞である「シデスコ賞」を受賞した。また、彼女の著書は後に英訳され、英国のアロマセラピーに大きな影響を与えた。彼女のアロマセラピーは、フランスの科学的な薬理作用や芳香療法などを目指したメディカルアロマセラピーとは対照的に、精神と肉体のバランスを正常化するというホリスティック・アロマテラピーを英国で展開させた。これが、現在の英国におけるエステ的アロマセラピーの発展につながるきっかけとなった。

さらにこの影響を受けて、英国では、1960年代から1980年代にかけて、シャーリー・プライス（Shirley Price）、ロバート・ティスランド（Robert Tisserand）らが、アロマテラピースクールを作り、アロマセラピストを育成した。卒業したアロマセラピストたちは、それぞれ美容、医療、福祉などの各分野においての独自のアロマセラピーを展開し、後に

アロマセラピーが一般人の中に溶け込んでいく後押しになった。

### (2) 精神科におけるアロマセラピーの臨床例

一方、1970年代のイタリアでは、パオロ・ロベスティ（植物誘導体研究所長）が、オレンジ、ベルガモット、レモンなどの柑橘類の精油使用し、神経症やうつ病の患者に用いたところ、改善の効果が顕著であることを発見した。この彼の報告は、精神科でのアロマセラピー効果の初めての臨床例となった。

## 8. 日本における近年のアロマセラピーの現状と今後の課題

### 1）日本のアロマセラピー導入

日本では1970年に「ポプリ」が流行し、ポプリやハーブなどが知られるようになった。1980年、英国経由でアロマセラピーが入ってきたことから、日本ではまず、エステ的アロマセラピーの影響を受けることになった。また、1985年にはガットフォセの『The Art of Aromatherapy』が翻訳され入ってきた。また、近年の日本ではストレス社会から、芳香植物の利用は、まず「癒し」として受け入れられるようになったが、最近では医療施設でのアロマセラピーの導入も試みられている。また、日本薬局方では、効果のある精油については薬品として扱われている。しかし、アロマセラピーに使用される、特に雑貨扱いの精油は合成成分なども含まれ、毒性やアレルギー反応などが見られることも少なくないことから、精油の管理や制度の整備などは今後の重要な課題といえる。

### 2）アロマセラピー研究のはじまりと団体の発足

日本におけるアロマセラピーの科学的研究では、鳥居鎮夫（A.D.1924～2012年、東邦大学名誉教授）先生が先駆者であり、香りの心理効果の研究を行ってきた。彼は随伴陰性変動（CNV：Contingent Negative Variation）による脳波を用いて、ラベンダーやジャスミンの香りの鎮静作用や興奮作用を発表した（1986年イギリスにて発表）。その後日本では、1996年に非営利団体「日本アロマテラピー協会」（AJJ）が設立され、2005年には「公益社団法人　日本アロマ環境協会」（AEAJ）が設立された（これに伴い「日本ア

ロマ協会」(AJJ) は解散)。

## 3) メディカルアロマセラピーの現状と今後の課題

### (1) メディカルアロマセラピーを確立する日本アロマセラピー学会

　1997年に「日本アロマセラピー学会」が活動を開始し、2011年には一般社団法人「日本アロマセラピー学会」(初代理事長：塩田清二氏)が発足し、本格的なメディカルアロマセラピーの基礎・臨床応用研究が行われてきた。現在、当学会は医療従事者や研究者などが中心となり、科学的・医学的な研究および知識や技術の向上を目指して活動しており、アロマセラピーが統合医療の中の重要な科目になってきている。

### (2) 近年のメディカルアロマセラピーの科学的検証

　近年では、アロマセラピーの精油の効果は様々な科学的手法により明らかにされている。また、心理的効果や抗菌作用の他にも、不眠症、学習効果、認知症予防などにも有効であることが最新の医学的装置や機器を用いて科学的に明らかにされ、多くの学術論文が発表されている。

### (3) メディカルアロマセラピーの現状と課題

　今日では、メディカルアロマセラピーを導入している医療施設も日本において多く見られるようになってきている。さらに、アロマセラピーは統合医療や代替医療の重要な一分野として位置付けられ、西洋医学や医療分野でも認識されてきている。特に、終末期の緩和医療、認知症の予防・治療、更年期の治療などにアロマセラピーは臨床的に大いに効果があることが実証されている。今後、さらなるアロマセラピー効果の科学的エビデンスの蓄積により、社会的認知度が高まることが考えられ、医療現場をはじめとする様々な現場でのアロマセラピーの導入が期待される。また、西洋医学一辺倒の日本の医学医療から、アロマセラピーをはじめとする統合医療を目指した新しい医療への展開が期待される。

# 医療現場における
# アロマセラピーの現状と可能性

鳥居伸一郎

(鳥居泌尿器科・内科)

## 要旨

アロマセラピーをメディカル（医学や医療）に応用し実践していくには、まず精油の特殊性を考えなければならない。天然成分からなる精油を科学的理論から考えるには、各専門分野からの協力が必要である。エビデンスを求めて精油を追求することは至難であり、結果的に患者さんのケアを第一目的とすれば、現在医療現場で活躍しているのは看護師が大半と考える。今後のアロマセラピーの発展のためにもその科学的根拠や精油を使用する理論や理念は深く討論されるべきであり、その効果の優位性を示すガイドライン作成や、効果の可視化（見える化）なども今後の課題となる。そのためには、統合医療としての精油の理解に関して、漢方やハーブ学からのアプローチは必須であり、さらに中枢神経系の薬剤との関連性も検討しなければならない。しかしそれを達成した後は、認知症や生活習慣病、終末期医療、うつ症状をはじめとした企業として大きな課題となっているメンタルヘルスにおけるアロマセラピーの活用など、予防医学や緩和医療への応用など計り知れない。それにはさらなる医師主導のアロマセラピー学の展開が必須である。

キーワード；
日本語：アロマセラピー、精油、予防医学、漢方、臨床
英　語：aromatherapy, essential oil, preventive medicine, Chinese medicine, clinical

# 1. 医療現場におけるアロマセラピーとは

## 1）はじめに

　アロマセラピーをメディカル（医学や医療）に応用し実践していくには、まず精油の特殊性を考えていかなければならない。天然成分からなる精油を科学的理論から考えた場合に、その不安定さ、不確実さは必ず今後も議論の対象になると思われる。

## 2）医師主導型の問題点、課題

　精油を学問として医療に応用しようとする医療従事者は、現在のところ看護師が主体であることは事実であり、キュアとケアの両面から今後もアロマセラピーを考える必要がある。事実、日本アロマセラピー学会でも、その会員の過半数は看護師である。医療現場や介護現場で看護師がアロマセラピーを用いることは、すでに有効かつ一般的になりつつある。その実践は他節に譲らせていただく。また、鍼灸師や柔道整復師など施術（マッサージ）の応用としてアロマセラピーを積極的に用いる動きがあり、施術を含めたアロマセラピーの応用やその有効性の検証はそれほど困難でないと考えられる。この節では、あえて医師主導で、施術（マッサージ）を行わない、つまりは芳香療法としての医療分野を中心に述べさせていただく。
　また、薬剤師の分野におけるアロマセラピーや精油を考える場合の方法論も、ここで触れさせていただく。

## 3）医師主導になりにくい問題点

　施術をしない、つまりは芳香療法を中心にアロマセラピーの医療現場への応用を考える場合に、エビデンスの問題、混合診療、自由診療の問題（コストを含む）、代替医療、統合医療としてのアロマセラピーや精油の立ち位置の問題が挙げられる。しかし、このいくつかの諸問題を解決できれば、アロマセラピーは統合医療の中心的存在になるとも考えられる。実際に日本統合医療学会でも認定療法士として、カイロプラクティック、ヨーガ、心理療法士の認定療法士が存在するが、いわゆる西洋医学的なエビデンスが療法のすべてではないことを如実に物語っている。

## 4）科学的根拠（エビデンス）と精油、その方法論

　2002年の日本アロマセラピー学会誌で、すでに今西らは西洋医学的なエビデンスの重要性とアロマセラピーをそこに落とし込むことの困難さと矛盾を指摘している。また、筆者は科学的根拠（ほぼイコールエビデンス）が精油という物質については必要と考えられるが、科学的根拠の積み重ねである二重盲検法や大規模臨床試験、前向き試験はその集団である人たち（患者さんたち）すべてにおいての有効性の程度の証明であり、目の前の唯一の個体である本人（患者）に効果があるかどうかの証明にはならない。今後は薬ではなく、治療の効果として精油やアロマセラピーを考えていくならば、個別化医療の精度向上とその効果の可視化（見える化）は必須であると考える。効果の見える化としては、脳波や、数々の自律神経系測定装置、MRIやfMRI、光トポグラフィー、MEG（脳磁図）などの他に、各問診票など、自覚症状の改善の数値化なども可視化（見える化）を推し進める最新技術や方法論として注目される。

| 区分 | 指標 | 解説 |
| --- | --- | --- |
| 主観評価 | VAS〈Visual Analogue Scale〉 | 視覚的アナログ尺度 |
|  | 日本語版POMS™短縮版 | 気分プロフィール検査 |
|  | RAS〈Roken Arousal Scale〉 | 疲労・覚醒主観評価指標 |
|  | 精神健康調査（GHQ） | 主として神経症者の症状把握、評価および発見に有効とされる |
|  | 簡略更年期指数（SMI） |  |
|  | 日本人女性の更年期症状評価表（日本産婦人科学会） |  |
|  | AMSスコア（加齢男性症状調査表） |  |
| 生理指標 | 血中カテコールアミン3分画 | カテコールアミンは主に脳、副腎髄質及び交感神経に存在する生体アミンの総称で、生体内ではドパミン（DA）、ノルアドレナリン（NA）、アドレナリン（A）の三種が知られている。DAは腎・心・脳・腸間膜の血管床や交感神経終末部にレセプターが存在する。ストレスと交感神経の関係などにおいて血中CAの測定が有効と考えられる。 |
|  | 血中セロトニン | 脳由来のセロトニンが全血セロトニンを増加させたという報告があり、ある程度、脳内の状態とリンクすると考えられる。 |
|  | FSH（卵胞刺激ホルモン） | 下垂体の分泌機能の異常、不妊症、月経異常、更年期障害の指標として用いる。 |
|  | LH（黄体刺激ホルモン） | 月経異常（無月経、無排卵）、不妊症、プレ更年期や更年期の指標 |
|  | 唾液アミラーゼ | 唾液アミラーゼ活性は、血漿ノルアドレナリン濃度と相関が高いことからよく知られ、ストレス評価における交感神経の指標として利用されることが多い。 |
|  | 唾液中コルチゾール濃度 | 心理社会的ストレスの評価 |
| バイタル | BP&P | ともにストレス評価に多用される |
| センサー類 | 自律神経測定センサー（株）疲労科学研究所 | 指を入れて計測できる小型のもので、自律神経の状態がわかりやすい解説とフェイススケールで出力できる。また、LF/HF値（交感神経と副交感神経のバランスを表す）とTP（自律神経機能全体の働きを示す指標）も数値化可能 |
|  | 簡易脳波測定 | α波（7~14Hz）安静状態、β波（14~28Hz）覚醒状態や考えたり動いたりしているときの脳波、θ波（7~4Hz）浅い睡眠や瞑想状態、さらに深いリラックス時の脳波 |
|  | NIRS測定 | うつ病と脳血流が相関し、ストレスとの相関もあると考えられるが、更年期障害との相関は不明 |
|  | 筋硬計 | 筋の硬度差に筋肉の疲労度、筋肉の弾性の変化を測定 |
|  | 肌測定機器 | 医療機器ではないが、ウェアラブルなもので簡単に肌測定可能なものあり、キメ、透明感、シミ、美白度、毛穴、微シワを評価 |

（図1）精油の効果の見える化の方法論

余談ではあるが、統合医療学会関係の会で僧侶とお話しさせていただいたときに、最良の治療の効果とは「最大限のプラシーボ、最低限の薬で最大の効果を患者さんに施すこと」と定義された。またその際に最も大切なことは「医療従事者と患者さんの信頼関係」であるともおっしゃられた。第18回日本アロマセラピー学会学術総会のテーマである、アロマセラピーのエビデンスとアートとは実際そういう観点と考える。

## 2．漢方から考える精油

### 1）漢方的診断学の応用

　統合医療からアロマセラピーを見るための筆者の考えは、西洋医学、漢方、アロマセラピーのよいところを甘受し、まず診断方法からの統合医療を推し進めるところにある。
　つまりは病気を見つけて治す、というための西洋医学のみならず、気質、体質に合った、その偏りの調整を考える漢方をも鑑み、アロマセラピーを考えていこうというものである。
　そもそも、現在東洋医学（漢方）で主に用いられている生薬のエキス剤は、保険診療が認められてはいるが西洋医学的な、いわゆるエビデンスが十分でないことは周知の事実である。しかしまたかなりの割合の医師が、漢方を日常診療に使用していることもまた事実である。筆者も東洋医学の専門医ではあるが、そのダブルスタンダードは理解しづらかった。しかし大手漢方薬メーカーの講演で、そのほとんどすべてが解決した。
　漢方は、まず最初に気質、体質の偏りを分類して、そのタイプに合った生薬をその患者の病気から勘案する。つまりは、病名のみで一緒くたのマス（全体）として考えることはしないため、西洋薬的なエビデンスを求めること自体がどだい無理であるという考え方である。つまりは陰陽、虚実、表裏、気虚、気うつ、気逆、血虚、瘀血、水滞、腎虚などのタイプ分類が、そもそも病名診断の前に必須であるという意味である。

### 2）精油は気薬である

　そもそも「精油は気薬である」というところからの考え方が、精油を考える意味では大変重要である。すなわち精油の有効成分は、漢方薬やハーブに含まれる有効成分のうちの

油性成分であるということで、さらに述べさせていただくと、生薬のエキス剤の中にも実は精油成分は十分含まれているのである。

事実、気薬といわれる主に気虚、気うつ、気逆をその主な治療目的と考えられるエキス剤を考えると、薄荷や桂枝、陳皮など、そのまま精油に当てはめられる可能性のある有効成分が漢方には多く存在する。また、気薬は即効性のものが多く、精油での代替の可能性はさらに高まると考えられる。

### 3）漢方と西洋薬の関係性の考察

次に、漢方の中の「気薬」の考え方である。

筆者は、以下の方法で気薬の西洋学的落とし込みを検討し、発信している。

そもそも気のバランスの揺らぎは、主にノルアドレナリン、セロトニン、ドパミンの３つの主要脳内神経伝達物質のモノアミンのバランスの揺らぎと考える。ノルアドレナリン＝元気、セロトニン＝安心、ドパミン＝満足と定義する。なぜならば、現在用いられている精神科領域の薬の多くは、このモノアミンバランスの調整薬と考えられるからである。

また、気（感じる脳）から思考、記憶、判断を司る大脳皮質（考える脳）への強弱（興奮、抑制）の調整として、グルタミン酸とGABAが存在する。

記憶や睡眠の調整としてアセチルコリンが担当する。

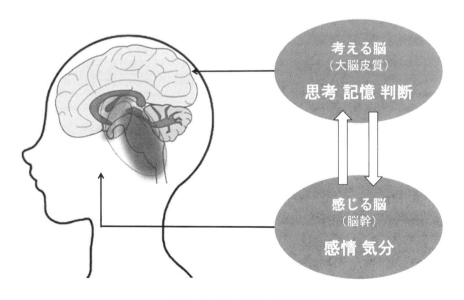

（図２）考える脳と感じる脳

実際は
　気虚＝SNRIや三環系抗うつ薬
　気うつ＝SSRIやベンゾジアゼピン系
　気逆＝MARTAやSDA、SSRI、抗ドパミン薬
が主な精神科領域の西洋薬での対応となる。

　また精神科、心療内科の専門医は、臨床心理士などとも協力して、必ずしも薬物療法のみを用いて治療しているわけではない。
　カウンセリングの必要性を十分認識している証拠である。これは前述した、最良の治療とは、最大限のプラシーボで最低限の薬を使用し、最大の治療効果を得る、ということにつながる。

| 精神疾患領域の治療薬 | 作用機序 |
|---|---|
| 三環系抗うつ薬 | ノルアドレナリン増加、セロトニン増加 |
| 四環系抗うつ薬 | ノルアドレナリン増加、セロトニン増加 |
| セロトニン受容体遮断薬 | セロトニン減少 |
| ＳＳＲＩ（選択的セロトニン再取り込み阻害薬） | セロトニン増加 |
| ＳＮＲＩ（セロトニン,ノルアドレナリン再取り込み阻害薬） | ノルアドレナリン増加、セロトニン増加 |
| ＮａＳＳＡ（ノルアドレナリン作動性,特異的セロトニン作動性抗うつ薬） | ノルアドレナリン増加、セロトニン増加 |
| ベンゾジアゼピン系薬 | ドパミン増加、ＧＡＢＡ増加 |
| セロトニン５-ＨＴ$_{1A}$受容体部分作動薬 | セロトニン増加 |
| バルビツール酸系睡眠薬 | ドパミン増加、ＧＡＢＡ増加 |
| ＳＤＡ（セロトニン、ドパミン拮抗薬） | セロトニン減少、ドパミン減少 |
| ＭＡＲＴＡ（多元受容体作用抗精神薬） | ノルアドレナリン減少、セロトニン減少、ドパミン減少グルタミン酸減少、ＧＡＢＡ減少、アセチルコリン減少 |
| ＤＰＡ（ドパミン受容体部分作動薬） | ドパミン増加・減少、セロトニン増加・減少 |
| メチルフェニデート系精神刺激薬 | ドパミン増加、ノルアドレナリン増加 |
| フェノチアジン系抗精神病薬 | ドパミン減少 |
| ブチロフェン系抗精神病薬 | ドパミン減少 |
| ベンズアミド系抗精神病薬 | ドパミン減少 |
| ヒペリジン系抗認知症薬（ＡＣｈＥ阻害薬） | アセチルコリン増加 |
| ガランタミン系抗認知症薬（ＡＣｈＥ阻害薬） | アセチルコリン増加 |
| カルバメート系抗認知症薬（ＡＣｈＥ阻害薬） | アセチルコリン増加 |
| アダマンタン誘導体抗認知症薬（ＮＭＤＡ作動性） | グルタミン酸減少 |
| レボドパ含有製剤パーキンソン治療薬 | ドパミン増加 |
| ＣＯＭＴ阻害パーキンソン治療薬 | ドパミン増加 |
| ドパミン受容体作動パーキンソン治療薬 | ドパミン増加 |
| ＭＡＯ－Ｂ阻害パーキンソン治療薬 | ドパミン増加 |
| トリプタン系片頭痛治療薬 | セロトニン増加 |
| キサンチン製剤片頭痛治療薬 | ノルアドレナリン増加 |
| むずむず脚症候群治療薬 | ドパミン増加 |

（図３）主な精神科領域の治療薬のモノアミン方向性

## 4）精油を芳香療法として医療に活用するための必要十分条件とは

　日常の医師主導の診療の場において、精油やアロマセラピーを治療目的の芳香療法として十分応用するための必要十分条件としては、以下のことが考えられる。

　アロマセラピーの芳香療法に効果が期待できる疾患群としては、漢方でいう気薬としての効果がすでに確立している分野、自律神経系（交感神経系や副交感神経系）の揺らぎの幅が大きく証や症状となっている分野、西洋学的に形態学的に変化がなく、可視化（見える化）が困難な分野と考えられる。

　また、以下の手順で精油選択をすることも必要である。

　まず、病名の診断の前に患者の気質の偏りを確認する。気虚、気うつ、気逆（気逆は気うつの一部であるという考え方もある）、患者本人がすでに服用している精神科領域の薬のチェックは必須であり、病名だけでなくその薬の作用機序からその処方内容を鑑みる。

　次に、もし漢方での処方ならばどの気薬を選択するかを考える。精油は気薬である、という考え方に則り、伝承的のみならず、文献的に効果が期待できる精油を選択する。

　芳香療法としてはディフューザーのみならず、希釈スプレーなどの方法での屯用も考慮する。

　カウンセリングやプラシーボも、治療そのものの効果の判断基準を阻害するものではなく、協調して治療効果の相乗作用を期待する療法の一部と考える。

　以上、医療現場におけるアロマセラピーの現状において、精油と特殊性をよく理解して、統合医療的見地から、西洋薬（精神科、心療内科領域の西洋薬）、漢方、さらに臨床心理学も考慮し勘案しながら、芳香療法としてある意味協調的、付加的な方法から、精油の即効性に期待した屯用などを考えることが、まずアロマセラピーを理解する第一歩と考える。

# 3. 医療現場におけるアロマセラピーの今後の可能性の実際

## 1）精神科領域全般への応用（慢性疲労、軽度うつ病の治療）

　慢性疲労症候群の中には軽度うつやいわゆる自律神経失調症、漢方でいうところの気虚、血虚が含まれると考えられる。精神科領域における代替医療としてのアロマセラピーは、脳内のモノアミンなどの神経伝達物質のバランスの状況を精油学的に推測し応用し、さらに生活環境などを見据えた統合的な介入が必要とされる[1]。精神科領域の代替医療による克服や日常生活への復活は医師主導により、精度のよい個別に適した精油選択やセラピストのカウンセリングなどの体系化された介入や、さらには心療内科や精神科領域も考えたリエゾン的協力体制が望まれる。実際に、医師主導型で医師がより洗練させたプログラムによる介入を実践すれば、芳香療法の精神科領域の応用の有効性の効果は格段に上昇すると考えられる。慢性疲労に対する芳香浴の応用として自律神経の測定や疲労度の測定を指標として種々の研究が行われている[2]。森林療法からのクロモジの森林浴のストレス緩和効果は脳波の変化により確認[3]、仮想森林浴（擬似森林浴）による検証などの研究もある[4]。擬似森林浴は手軽に森林環境が作成され、職場内や要介護において実際の森林療法に適さない状況でのアロマセラピー（フィトセラピー）の新たなる応用と考えられる。

## 2）認知症への応用

　認知症や軽度認知障害（MCI）の早期治療における研究において、アルツハイマー型認知症と嗅覚障害の関係が知られており、レモン、ローズマリーカンファー、オレンジスイート、ラベンダーなどの間歇的芳香によりその予防効果を検討している[5) 6)]。また嗅覚の測定による認知症の予防や早期発見に簡単な測定方法を発表している[7]。認知症予防におけるアロマセラピーに関しては、マスコミなどの影響もあり、その効果は広く知られている[8]。しかし実際には認知症の中核症状である認知機能低下の予防と認知症周辺症状（BPSD）の陽性症状軽減では、異なった方向性の精油を選択すべきである。つまり精油を認知症予防に対して正しく使用する場合には 個別早期の症状のサインを見逃さずに、個々に合った精油や、昼夜別の精油の選択をすることが必要である。神保は、中核機能の改善にも積極的にアロマセラピーを推奨しており、また午前中にレモンおよびローズマリー、午後にオレンジスイートおよび真性ラベンダーによる芳香の使用を提示している。それには正し

い認知症の理解と介護者も含めたケアの実践、また光トポロジーやMRI、MEGなどの最先端医療機器を用いた残存海馬機能の状態の把握、社会的に認知症患者の発症を抑制するための積極的な社会交流への介入など、各分野の枠を超えた協力体制が今後はさらに必要である。また認知症の早期発見のために嗅覚の低下を用いた各種の機器の開発も試みられており、今後が期待される。

## 3）更年期障害への応用

〇　男性更年期障害

　男性更年期障害はLOH症候群（加齢男性性腺機能低下症候群）ともいわれ、男性ホルモン（遊離型テストステロン）低下により元気がない、イライラや不安感で眠れないなどの自律神経系やうつ、不安症状、EDといった性機能低下などの様々な症状が出るとされる。男性更年期障害の診断は要因別男性更年期問診票（AMSスコア）と男性ホルモンの測定で行われる。最近は「健康長寿のバイオマーカー」としての男性ホルモンという考え方があり、実際に低テストステロン状態が持続すると、インスリン抵抗性が増強し、身体の脂肪組織の分解の抑制をきたし、肥満や糖尿病をはじめとする生活習慣病の予備軍になるともいわれている。また、狭心症の発生率も低テストステロン状態で上昇する。すなわちテストステロンの維持はいつまでも男らしさと健康長寿を保つためには必要不可欠であるが、一義的な男性ホルモン補充療法（ART）のみならず間脳下垂体レベルから男性ホルモン分泌を促進するホリスティックな治療体系が最終的治療目標として考慮されるべきである。実際には身体的因子、心理的因子、性的因子などの各々の症状の改善には漢方薬やSSRI（選択的セロトニン再取り込み阻害薬）などの薬の他に、DHEA（デヒドロエピアンドロステロン）などのサプリメント、バイアグラなどの勃起不全改善薬などによる集学的な治療が必要となる。アロマセラピーからのアプローチでは、当施設では、すでに2010年の日本アロマセラピー学会で男性更年期の症状に対してのアロマセラピーの有効性を報告している。一般的に、補完代替医療を行う場合には、日常理解している分野からの推測が慣用であるが、よりホリスティックな治療体系の確立を目指し、岡田の男性更年期症状の漢方的病態を気血の障害から論じている[9]。

　文献を基に、筆者は男性領域におけるアロマセラピーの有用性を漢方から考え西洋医学的な意味付けを試みた[10][11]。男性更年期障害の診断に用いるAMSスコアの症状から生薬と精油を対応させ男性更年期障害の症状を持つ被験者を対象に検証したところ、AMS

スコアの特に身体的症状、精神的症状の有意な改善が確認できた[12]。2013年の日本アロマセラピー学会では、男性更年期障害における脳内伝達物質と慢性ストレス反応による自律神経系の変化の理論に基づく精油選択方法の有用性を報告している。以下の表に脳内伝達物質と精油と生薬の関係性を提示する。

| AMS問診表の項目 | 気血水 | モノアミンへの作用予測 | 生薬 | 精油 |
| --- | --- | --- | --- | --- |
| ・総合的に身体の調子がおもわしくない<br>・日中の眠気<br>・身体の疲労感<br>・筋力低下<br>・意欲の低下<br>・力尽きた<br>・絶頂期は過ぎたと感じる | 気虚 | ノルアドレナリン系の上昇 | 人参<br>大棗<br>黄耆 | オレンジスイート<br>グレープフルーツ<br>キャロットシード<br>真正ラベンダー |
| ・関節や筋肉の痛み<br>・睡眠の悩み<br>・イライラする<br>・神経質になった<br>・不安感<br>・落ち込み、悲しみ、無用感<br>・早朝勃起の回数の減少 | 気うつ | セロトニン系の上昇 | 柴胡<br>薄荷<br>厚朴<br>蘇葉<br>桂枝 | ペパーミント<br>スィートマジョラム<br>シソ<br>シナモンカッシャ |
| | | ノルアドレナリン系過剰の調整 | 竜骨<br>牡蠣<br>酸棗仁<br>香附子<br>蘇葉 | シソ<br>パチュリ<br>クラリセージ |
| ・涙もろい<br>・気分のむら | 気逆 | セロトニン系上昇による抗ドパミン作用 | 枳実<br>陳皮<br>黄柏<br>桂枝<br>半夏 | シナモンカッシャ<br>オレンジスィート<br>オレンジビター<br>レモン |
| | | ノルアドレナリン系過剰調整による抗ドパミン作用 | 黄連<br>黄芩<br>釣藤鉤 | メリッサ<br>ベチバー<br>サイプレス |
| ・ひどい発汗<br>・睡眠の悩み<br>・筋力低下<br>・絶頂期は過ぎたと感じる<br>・ひげの伸びが遅くなった<br>・性的能力の衰え<br>・早朝勃起の回数の減少<br>・性欲の低下 | 腎気血虚 | ドパミン系上昇 | 地黄<br>芍薬<br>当帰 | ジャスミンアブソリュート<br>ネロリ<br>イランイラン<br>アンジェリカルート |

参考文献:漢方210処方生薬解説、カラーグラフで読む精油の機能と効用、エッシェンシャルオイルの特性と使い方、プロフェッショナルのためのアロマセラピー

(表)男性更年期障害問診表(AMS)の各項目における生薬と精油の対応表

## 4)睡眠障害への応用

　睡眠障害には、抗不安薬と同じ「ベンゾジアゼピン系」の薬が広く使用され、考える脳の働きを弱めるGABA様作用により眠気を引き起こす。以前よりその依存性は議論されているが、実際の効果に関してはなかなか他の作用機序からの応用は容易ではない。

　また最近では、ベンゾジアゼピン系のほかに、メラトニン受容体作動薬のロゼレム(ラメルテオン)や、オレキシン受容体拮抗薬のベムソムラ(スボレキサント)という睡眠薬

もよく用いられる。どちらも比較的穏やかで副作用があまりない薬である。メラトニン受容体作動薬は、睡眠に欠かせないメラトニンを増やすことで自然な眠りを促し、オレキシン受容体拮抗薬は覚醒を維持する物質であるオレキシンの働きを弱めることで自然な睡眠に導くとされる。

ただしその2つの薬に共通する副作用としては、悪夢とか明晰夢という、いわゆる夢を見るという作用があり、睡眠障害の治療を考えると、睡眠動態としての睡眠の深さや、REM睡眠やノンREM睡眠の違いを考えなければならない。また精油選択も、小山らによれば[9]生活習慣からも快眠を考えなければならず、自ずと選択する精油も個別に選択する必要がある。

漢方における睡眠障害の治療としては、酸棗仁湯が有名である。その主成分であるサンソウニンの主成分はサネブトナツメの成熟種子であり、このほぼ単体での効果を考えると、類似作用機序により、アロマセラピーでも睡眠障害への応用がさらに期待できる。

実際に当研究所の簡易脳波計を用いた精油のモノアミン別の効果では、ドパミン系（あるいはGABA系）の精油群における睡眠時に類似する脳波の変化量が最も大きかった。芳香療法で最も期待できる分野と考えられる。

## 5）生活習慣病

生活習慣病として、高血圧、糖尿病、高脂血症が挙げられる。漢方、東洋医学から考えると、まず生活習慣病の治療は薬物治療ではなく、食生活の偏りの改善と運動の励行が必要である。生薬や精油による治療としては、個々における高血圧症、糖尿病になりやすい気質体質状態の改善、つまりは食生活の見直しと運動の実践、さらにそれらの無意識の障害となる慢性ストレスからくる体質の偏りの是正を、その目的とすることが賢明である。

アロマセラピーも同様であり、血圧を下げる、血糖値を下げるということを最終目標にせず、高血圧、高血糖状態に陥ったいわゆる生活習慣の改善として精油の芳香療法をまず用いるといった手法での介入を考えるべきである。

まず高血圧症では、千葉らは高血圧症の早朝高血圧における精油の芳香療法の併用を検討しており[10]、特に早朝高血圧患者における脳血管障害の予防には期待が寄せられる[11]。

また、前田らは以前より肥満や糖尿病治療におけるアロマセラピーを推奨している[12][13]。研究では血糖値の改善も実際に認められるが、肥満と糖尿病には食欲が深く関係しており、精油による食欲の抑制や[14]運動の励行を増強する精油はこの分野でも個別化の予防として、日常生活の偏り改善のブースター（起爆剤）としての利用がさらに推奨される。

### 6）喫煙予防

現在ニコチン依存症の治療としては、チャンピックスによる経口禁煙補助薬を使用することが一般的と考えられる。ただし保険診療上では、治療期間の制限や経口禁煙補助薬による禁煙開始の条件などの問題や、ニコチンの中枢神経系への作用の問題がある。代替医療としてのアロマセラピーによる禁煙補助は期待される。われわれの研究では、ペパーミント、ブラックペッパー、メリッサをスプレー剤として使用し、その効果を報告しているが、さらに医療従事者を含めた包括的禁煙プログラムや心理療法の併用により、禁煙効果が増強することが示唆された [15]。今後、企業が積極的に職員の健康を前向きにマネージメントする時代がさらに一般的となるならば、包括的な禁煙プログラム作りにおいてもアロマセラピーの応用も積極的に検討されるべきであろう。

## 4．アロマセラピーと予防医学

### 1）いわゆる漢方においての未病の概念からさらに精油の可能性を考える

未病から実際の病気にならないためには、ライフスタイルの見直しにおいての医食農同源とともに、漢方的見地からのアロマセラピー応用としての考え方が必要不可欠である。また、その効果の可視化（見える化）には最先端医療における個別化医療の実現のための種々の最新技術の導入が必要となる。さらに地産地消を目指す日本産植物精油の応用については、国内産の各種産業の健全育成や、国内における林地残材や休耕田畑などの高度利用がエコロジーや地方の活性化の観点からも必要不可欠である。また国内での薬草を含めた農地の、さらに収益性の高い利用方法など、農産物としての精油をもう一度見直す必要性がある。精油の安価に安定的に供給し商品化するシステムの導入が、結局は精油の研究分野のさらなる発展にはなくてはならない [16]。実際に沖縄産の月桃や北海道産モミの抗不安作用、宮崎のオビスギ、さらに飛騨高山のヒノキ、スギ、クロモジなどの良質で潤沢な精油の供給があり、臨床データの蓄積として欠かせない精油の品質の再現性に優れていると考えられる。精油の安価で潤沢な市場への流通と積極的な情報提供により、結果的にアロマセラピーの医師主導型の芳香療法の発展があると考えられる。

運動生理学分野においては、スポーツ医学を中心とした大学レベルで研究され [17] [18] [19]、短中距離型スポーツにおけるの筋力の増強や筋肉疲労の軽減への精油を含んだ施術の

積極的利用が行われており[20]、またメンタルトレーニングやコーチングによる積極的な自律神経系の安定化などにも応用が期待される。スポーツ医学への医師の積極的介入もまた将来有望な分野の一つと考えられる。

予防医学やよりよい健康を目指した科学的証明（エビデンス）の構築には従来の研究手法に加えて、精油の効果の見える化や睡眠、血圧、心拍数などの生体情報を端末に載せて捉える、いわゆるウェアラブルな測定も、アロマセラピーを用いた個別化の健康維持には欠くことができない深層情報と考えられる。

精油からの派生である重要な副産物である芳香蒸留水の再評価ではその有効利用に加えて精油成分を多く含有し、かつ水溶性という両方の利点を併せ持つ低温真空抽出によるセルエキストラクト（細胞水）など医薬代替品以外での各種産業への応用への可能性は測り知れない[21][22]。さらに精油の自主規格や原液塗布や飲用など[23][24]、今までタブーや禁忌とされていた部分でも実質的な討議や論争は誌面情報では行われており、さらに革新的考え方の受け入れも模索することが必要かもしれない。

アロマセラピーやメディカルハーブには実は酒類産業も注目している。実際に、酒類産業からも香りの機能に関して、日本酒、焼酎の香り成分とその性質、ウイスキーの香りのストレス軽減作用やビールの香りのリラックス作用、もちろんワインからもその効果が、各々の酒造メーカー研究分野から報告がされている[25]。ミクソロジーやメディカルハーブなど、天然の産物のみを使うカクテルなども、その効果は評価され、修道酒などは海外ではその製造が受け継がれている。このようにアロマセラピーの医療分野での応用は、医師主導型で研究者や他の医療従事者との連帯により、多方面への応用が期待される。

## 5. 終わりに

医療現場における医師主導型の現状と可能性における総括的な内容を述べた。

医師主導型においての現状打破には、まず医師の統合医療的な（複雑系から医療を考える）ことが必要なのかもしれない。

参考文献

1. 鳥居伸一郎（2012）『aromatopia No.110』pp.65-70
2. 朱永真・小山めぐみ（2012）『aromatopia No.110』pp.17-20
3. 谷田貝光克（2015）『aromatopia No.128』pp.16-19
4. 澤田美香子・鳥居伸一郎・神保太樹・千葉良子『日本アロマセラピー学会誌14（2）』pp.89
5. Jimbo D and Urakami K,et al（2011）『Phychogeriatrics.11（4）』pp.196-204
6. Jimbo D and Urakami K, et al（2011）『Psyclogeriatrics.9（4）』pp.173-179
7. Jimbo D,Inoue M,Urakami K, et al（2011）「Specific feature of olfactory dysfunction with Alzheimer's disease inspected by the Odor Sick Identification Test」『Psychogeriatrics,11(4)』pp.196-204
8. 毎日新聞東京夕刊（2015年10月22日）
9. 小山めぐみ（2013）『aromatopia No.120』pp.30-33
10. 三浦広美・鳥居伸一郎・廣原正宜・千葉良子（2015）「スギ葉精油の香りが高血圧患者の血圧変動に与える影響」『AROMA RESEARCH No,16（4）』
11. 今田真琴（2009）「高血圧症に対する薬物療法と同時にアロマテラピートリートメントを開始し経過観察を行った一例」『ホリスティックサイエンス学術協議会会報誌3（1）』pp.12-19
12. 阪上未紀・前田和久・須見遼子ほか（2012）「マカダミアナッツオイルのインスリン感受性亢進作用」『日本アロマセラピー学会誌11（1）』pp.37-41
13. 松本めぐみ・阪上未紀・前田和久（2014）「各種精油におけるアディポネクチン分泌促進効果の検討」『日本アロマセラピー学会誌13（1）』pp.6-11
14. 山本隆（2013）『AROMA RESEARCH No.56』pp.15-21
15. 大曽根久美子・澤田美香子・鳥居伸一郎ほか（2015）『日本アロマセラピー学会誌14(2)』p.102
16. 『aromatopia No.97』
17. 軽部修子・米田継武（2010）「ジュニパー（Juniperus communis）を使ったマッサージが筋硬度及び及び末梢血流に及ぼす影響」『日本アロマセラピー学会誌9（2）』p.85
18. 池田三紀・松田久子・藤田愛（2007）「精油を用いたマッサージが運動後の身体的疲労の回復と気分の改善に与える影響」『日本アロマセラピー学会誌6（1）』pp.35-40
19. 矢野琢也・岡田昌義（2007）「アロマによる嗅覚刺激を応用した高強度運動能力の向上とその効果」『AROMA RESEARCH No.8（4）』pp.60-65
20. 神崎貴子（2002）「世界のトップアスリート達が大好きなスポーツアロマセラピーとは」『フューチャーアスレティックス1（2）』pp.56-58

21. 石切山太郎（2014）『aromatopia No.124』pp.53-56
22. 塩田浩二・伊藤歌奈子（2014）『aromatopia No.124』pp.57-60
23. 三上杏平（2014）『aromatopia No.122』pp.12-13
24. 『aromatorip』No.119
25. 斉藤史恵「ワインの香りの役割」『AROMA RESEARCH No.61』（Vol.16 No.1）

# 看護現場におけるアロマセラピーの現状と今後の展望

**大久保暢子**
(聖路加国際大学基礎看護学 / 看護技術学准教授)

**鈴木彩加**
(国家公務員共済組合連合会虎の門病院看護師)

## 要旨

アロマセラピーは補完代替医療(complementary and alternative medicine: CAM)の一つとして位置づけられており、統合医療(integrative medicine: IM)に重要な役割を果たすと考えられている。看護の実践現場においてアロマセラピーは、がん患者や脳疾患患者、妊産婦、精神疾患患者、周術期患者を対象に使用され、患者の状態や症状、香りの嗜好に合った精油を選択し、多様な手技(芳香浴やマッサージ、足浴など)で実践されている。看護学領域のアロマセラピー研究も増えつつあり、効果検証もなされているが十分ではない。患者を対象にアロマセラピーを提供するには、今以上の根拠が求められ、エビデンスレベルの高い研究が必要である。看護の実践現場や研究分野において、アロマセラピーは、発展途上といえるが、現時点での看護現場におけるアロマセラピーの実施状況、研究の動向をまとめ、今後の展望を示した。

キーワード；
日本語：アロマセラピー、精油、統合医療、補完代替医療、看護、文献検討、研究の動向、今後の展望
英　語：aromatherapy, essential oil, integrative medicine, complementary and alternative medicine, nursing, literature review, research trends, future prospects

# 1. はじめに

近年、看護学分野においてもアロマセラピーが活用されるようになった。アロマセラピーとは、エッセンシャルオイル（精油：essential oil）を用いて、その香りを楽しんだり、リラクセーションを得たり、さらには病気の治療や症状の緩和などに利用することである（今西、2006）。アロマセラピーは補完代替医療（complementary and alternative medicine：CAM）の一つとして位置づけられており、統合医療（integrative medicine：IM）に重要な役割を果たすと考えられる。2009年に作成されたがん緩和医療における補完代替医療ガイドラインでは、アロマセラピーとマッサージによるがん患者の身体的・心理的症状改善への有効性は、推奨グレードBの「行うよう勧められる」とされている（特定非営利活動法人日本緩和医療学会他、2009）。そのような観点から、アロマセラピーは看護ケアとしての活用が大いに期待されている。

看護としてケアを行うとき、看護師は目的をもってケアを行う。日本看護協会（2007）によると、「看護は、あらゆる年代の個人、家族、集団、地域社会を対象とし、対象が本来もつ自然治癒力を発揮しやすい環境を整え、健康の保持増進、疾病の予防、健康の回復、苦痛の緩和を行い、生涯を通して、その人らしく生を全うすることができるよう身体的・精神的・社会的に支援することを目的としている」と定義している。看護の対象は、新たな生命の誕生から最期までのすべての人々であり、幅広く、全人的な視点が必要である。看護師が患者に対してケアを行うとき、患者の理解と同時に、ケアの作用機序や効果を考慮して行っている。アロマセラピーにおいても、精油の作用を考慮し、対象となる人の状態や症状、香りの嗜好に合った精油を選択し、その人に合った手技（芳香浴やマッサージ、足浴など）を検討する。アロマセラピーは、臨床現場において、がん患者や妊産婦など多岐にわたって使用されている。治療のために入院生活を余儀なくされている患者にとって、アロマセラピーのような心地よいケアは、症状緩和や治療への意欲となるだろう。嗅覚に働きかけるため、香りを嗅ぐことで想起されるものがあり、何らかの変化を与えるきっかけになる。

現在、アロマセラピーに関する研究も徐々に増えつつあり、効果が証明されているものもあるが、まだ十分とはいえない。根拠のあるケアを行っていくためには、エビデンスレベルの高い研究が必要となってくる。発展途上段階ではあるが、現段階での看護学分野におけるアロマセラピーの実施の現状や、研究の動向、今後の展望を伝えていきたい。

## 2. 看護におけるアロマセラピー実施の現状

アロマセラピーは精油に含まれる成分の種類により、精油の効能が推定できる。精油成分の薬理作用から、鎮静作用、鎮痛作用、精神安定作用、抗菌作用、抗ウイルス作用、抗炎症作用、血管拡張作用、気管拡張作用、免疫活性化作用、精神高揚作用、抗腫瘍作用などがある。これらから、アロマセラピーの適応となる範囲は広く、様々な症状、状態に対して用いることができる（表1）。

① 風邪やインフルエンザ、気管支喘息などの呼吸器疾患
② 花粉症などのアレルギー疾患
③ アトピー性皮膚炎、その他接触性皮膚炎などの皮膚疾患
④ 妊娠中や出産時での使用、月経困難症、月経前緊張症、更年期障害
⑤ さまざまな心身症
⑥ 不眠症、パニック障害などの精神疾患
⑦ 高血圧、糖尿病、肥満症などのさまざまな生活習慣病に伴う諸症状
⑧ 肩こり、腰痛、関節痛、筋肉痛などの疼痛を伴う疾患
⑨ 時差ぼけなどのリズム障害
⑩ 便秘、食欲不振などを含む胃腸障害

出典：今西二郎(2006). 補完・代替医療 メディカル・アロマセラピー. p3. 金芳堂. より引用

（表1）アロマセラピーの適用する疾患や症状

アロマセラピーにはいくつかの方法がある。文献を参考（徳田、2008; 渡邊、2009）に表2に示した。目的と効果により、選択する方法は異なる（表2）。

| 方法 | 使用物品 | 例 |
|---|---|---|
| 芳香浴・吸入法<br>（吸入は芳香浴よりも<br>より積極的に精油の<br>香りを吸い込む方法） | ティッシュ | ティッシュに精油を直接滴下し、室内に置く、または鼻に近づけて深呼吸する。 |
| | エアーフレッシュナー（スプレー） | 無水エタノールに精油を数滴混ぜ、よく混ぜた後に精製水を加え、エアーフレッシュナー（スプレー）として使う。 |
| | ディフューザー（芳香拡散器） | 精油を霧状に噴霧するものと、内蔵の送風機で香りを拡散させるものと、空気を振動させて香りを拡散するものなどがある。一般的には霧状に噴霧するものの使用が多い。 |
| | アロマポット | 自然に揮発していく精油の特徴を使用したもので、キャンドル式、電気式、テラコッタを利用する。ただし、キャンドル式は火を使用するため、病院では勧められない。精油成分が変質することがある。 |
| | マグカップ<br>深めのボール | 60〜80度のお湯を容器に入れ、精油を2〜3滴滴下する。蒸気浴としてバスタオルを上からかぶせる。 |
| 清拭 | タオルやガーゼ | 基材（バスオイルやバスソルト、エタノール、ハチミツ、ミルク、キャリアオイルなど）に溶かしたエッセンシャルをお湯に入れ、タオルを浸し、絞ったタオルで体を拭く。 |
| 罨法<br>（温罨法・冷罨法） | タオルやガーゼ | 基材（バスオイルやバスソルト、エタノール、ハチミツ、ミルク、キャリアオイルなど）に溶かしたエッセンシャルをお湯または冷たい水に入れ、温罨法や冷罨法として絞ったタオルを肌に当てる。 |
| 入浴法<br>（アロマバス） | バスタブ<br>大きめのたらい<br>や洗面器 | 基材（バスオイルやバスソルト、エタノール、ハチミツ、ミルク、キャリアオイルなど）に溶かしたエッセンシャルをお湯に入れ、全身浴や半身浴、座浴（腰湯）、足浴、手浴を行う。 |
| トリートメント<br>（マッサージ） | キャリアオイル | 精油をキャリアオイルを用いて希釈し、トリートメントを行う。手技として、軽擦法、揉捏法、強擦法、叩打法、振動法の方法がある。最初は1%濃度から開始する。妊婦は基本的にはキャリアオイルのみで行い、高齢者や小児は1%以下でのトリートメントが勧められている。 |
| 塗布 | キャリアオイル<br>ゲル<br>クリーム<br>軟膏　など | 精油をキャリアオイルやワセリン、ゲルや軟膏、クリームなどに混ぜて皮膚に塗る。 |

（表2）アロマセラピーの方法

　看護師がアロマセラピーを行う場としては、病院やクリニック、介護施設、在宅（訪問看護）、助産院など様々である。近年では、病院の看護専門外来の中に「リラクセーション外来」と「リラクセーションマッサージ外来」を設置し、この2つの外来においてアロマセラピーを取り入れているという報告もある（柳、2014）。

　看護におけるアロマセラピーの実施の現状については、いくつかの文献を紹介しながら現状を把握していく。まず、新田ら（2006）の全国のホスピス・緩和ケア病棟に勤務する病棟看護師の代替療法の現状に関する調査によれば、代替療法を実施したことのある824名のうち、マッサージは約9割、アロマセラピーは約4割の看護師に実施経験があ

ると報告されている。首都圏の大学病院に勤務している看護師を対象としたアンケート調査では、全体の8割が補完代替医療（CAM）に関心を示し、CAMの中でも、関心があり、勉強したいと思う療法で最も多いものがアロマセラピーであり、全体の7割を占めていた（長瀬ら、2011）。徳重ら（2013）は、全国の訪問看護ステーションの約30%を無作為に抽出し、CAMの実施について実態調査を行った。3割強のステーションがCAMを実施しており、アロマセラピーは47件（11.8%）の実施があった。CAMの提案の8割が訪問看護師であり、実施したいCAMの1位がアロマセラピーであった。これらの報告から、看護師のアロマセラピーに対する関心の高さがうかがえ、患者へのケアとして必要と捉え、ケアの一つとして取り入れている現状があった。

これまでに報告されている文献レビューの一部（鈴木ら、2009; 原ら、2010; 森谷ら、2014; 高柳ら、2016）を取り上げる（表3）。日本におけるアロマセラピー研究の報告から、看護学分野におけるアロマセラピーの対象者や実施目的、使用精油や方法などが明らかにされている。

| | | 鈴木・大久保（2009） | 目的に対する使用精油（上位3位） | 原・宗村・北（2010） | 目的に対する使用精油（上位3位） | 森谷・池田（2014） | 目的に対する使用精油（上位3位） | 高柳・大久保（2016） | 目的に対する使用精油（上位3位） |
|---|---|---|---|---|---|---|---|---|---|
| 目的 | 1位 | リラックス・緊張緩和 | ラベンダー、オレンジスイート（オレンジ含む）、ベルガモット | 睡眠 | 記載なし | リラックスできないストレス | ラベンダー、オレンジスイート、グレープフルーツ | リラックス・緊張緩和 | 記載なし |
| | 2位 | 睡眠障害及び睡眠覚醒リズム改善 | ラベンダー、オレンジスイート（オレンジ含む）、ベルガモット、クラリセージ | リラックス | 記載なし | 倦怠感（不眠と同率） | ラベンダー、オレンジスイート、マンダリン、ローズマリー | ストレス軽減 | 記載なし |
| | 3位 | 疼痛緩和 | ラベンダー、オレンジスイート（オレンジ含む）、レモン、グレープフルーツ | 疼痛緩和 | 記載なし | 不眠（倦怠感と同率） | ラベンダー、オレンジスイート、イランイラン | 睡眠障害及び睡眠覚醒リズム改善 | 記載なし |
| 方法 | 1位 | 芳香浴 | | 芳香 | | マッサージ | | 芳香浴 | |
| | 2位 | マッサージ | | 芳香とマッサージの併用 | | 手浴・足浴 | | マッサージ | |
| | 3位 | 足浴 | | 芳香と温浴の併用 | | 芳香浴 | | 塗布、マッサージ＋足浴、足浴（各同率） | |
| 対象者または領域別または症状別 | 1位 | 一般（病院スタッフや一般成人） | | 母性看護領域（つわり・疼痛・ストレスのある妊婦） | | リラックスできない・ストレス | | 一般（病院スタッフや一般成人） | |
| | 2位 | がん患者（倦怠感や腹部膨満感、がん告知後など） | | 精神看護領域（睡眠障害、不安などを訴えるうつ病や統合失調症の患者） | | 倦怠感（不眠と同率） | | 周手術期患者（術前、術中、術後の患者） | |
| | 3位 | 脳疾患者（脳出血や脳梗塞後、認知症、脳腫瘍、遷延性意識障害のある患者など） | | 周手術期看護領域（疼痛、緊張、不安などのある術前術後の患者） | | 不眠（倦怠感と同率） | | 妊産婦 | |
| | 4位 | 妊産婦 | | 一般（健常者、看護師） | | 浮腫、腹部膨満、末梢循環障害 | | 精神疾患患者（精神科に入院・通院している患者や亜混迷状態を繰り返す患者など） | |

（表3）各文献レビューの結果

対象者として最も多いのは、病院スタッフや一般成人など「一般」であった。その他、「がん患者」や「脳疾患患者」、「妊産婦」、「精神疾患患者」、「周手術期患者」など多岐にわたる。

　実施する目的としては、「リラックスや緊張緩和」、「ストレス軽減」が圧倒的に多く、次いで、「睡眠障害」、「疼痛緩和」、「倦怠感」などであった。過去から現代においても、このような症状を緩和するべく、アロマセラピーを用いていることがわかる。その目的に対して使用する精油は「ラベンダー」や「オレンジスイート」、「ベルガモット」などの柑橘系精油の使用が多く見られた。精油の薬理作用から症状や状態に合った精油を選択していると考えられるが、なじみのある、使用しやすい精油を選択していること、一方で精油選択の知識などが不足していることなども考えられるだろう。鈴木ら（2009）の行った文献レビューからも、対象文献の中で使用していた精油は、1種類単独での使用が全体の7割を占め、中でも「ラベンダー」精油の使用が最も多かった（図1）。その後の調査（高柳ら、2016）からも同様の傾向が見られた。この結果は、アロマセラピーの実施目的がリラックスや緊張緩和、ストレス軽減が圧倒的に多く、ラベンダー精油の薬理作用である鎮静効果とも一致していることから、これらが反映されているといえる。複数の精油をブレンドして使用するのが一般的ではあるが、エビデンス蓄積段階でもあるため、1種類単独の使用での効果を見ている段階であると考えられる。アロマセラピーの対象となる人、

## 第1章・総論　アロマセラピーを知る

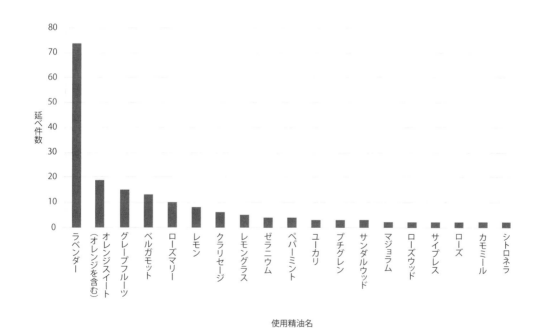

（図1）論文における使用精油

第4節　看護現場におけるアロマセラピーの現状と今後の展望

特に疾患を持つ人にアロマセラピーを実施する際は、精油の内容によって成分が異なること、薬理作用や禁忌など、精油の理解とともに患者の状態に合わせた精油選択ができる能力が必要である。

アロマセラピーの方法は、「芳香浴」が最も多く、次いで「マッサージ」、「足浴や手浴」などであった。芳香浴は特別な手技の獲得が必要なく、簡便かつ実施者の負担が少ない。マッサージは、精油を嗅覚だけでなく皮膚から吸収させることで、芳香とマッサージそれぞれの効果、触れることによる効果が組み合わされたものが期待できる。ただし、効果的なマッサージを行うには、確実な手技の習得が必要である。足浴や手浴は看護基礎教育の中でも取り上げることが多く、場所を選ばずに実施できる。患者の症状や状態をアセスメントし、個々の患者に合わせて方法を選択していくことが重要である。

## 3. 看護におけるアロマセラピー研究の動向

看護分野におけるアロマセラピー研究は年々増加傾向を示しており、1990年代後半からアロマセラピーに関する団体が増え始め、特に学術団体の発足が大きく影響したと考えられる（鈴木ら、2009）。相原（2014）のアロマセラピーに関する領域別論文数の推移においても、医学、セラピスト、他領域と比べ、看護学の論文数が突出している。

研究の要となる研究デザインは、調査研究が最も多く、全体の4～5割を占め、事例研究は全体の2割を占めていた。以前は準実験研究が全体の3割程度あったが、現在は1割であり、実験研究は過去も現在も1割に満たない。エビデンスレベルの高い研究が少ないという動向は変わらない（図2）。アロマセラピーの生体内での作用機序や効果などの基礎的研究から臨床応用としての患者への実際の効果まで、エビデンスに結びつく実験研

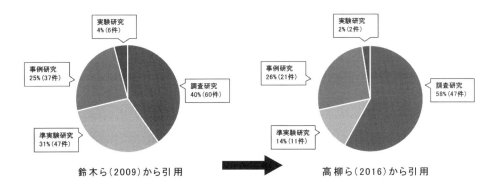

（図2）論文における研究デザイン

究の推進、個々の症例の蓄積が望まれる。臨床における実践者である看護師と教育・研究者とが連携して共同研究を行うこと（高柳ら、2016）、看護学、基礎医学（薬理学、生理学、生化学、病理学）、臨床医学、生物工学などの研究者との学際的研究を推進すること（柿原、2014）でエビデンスレベルの高い研究につながり、普及につながるといえる。

　論文数の増加とともに、測定指標も多様化してきている。アロマセラピーの効果を測定する指標は、「生理学的指標」、「既存スケール」、「独自のスケール」、「その他」に分類できる（図3、鈴木ら、2009; 高柳ら、2016）。生理学的指標が全体の3～4割を占めており、過去と現在で大きな変化はみられない。「生理学的指標」として、「心拍・脈拍数」、「血圧」、「体温」などが上位に挙がっている。測定しやすく、比較的場所も問わないということが上位に挙がる理由と考えられるが、研究結果としてはこれらのバイタルサインズに大きな変動はほとんどなかった。アロマセラピーが人に与える影響は、バイタルサインズを大きく揺るがす変化ではないと考えられ、別の測定指標を用いてより微細な変化を測定できる指標の探索が必要である。近年では「唾液アミラーゼ」や「HF・LF（心拍変動）」が増加していた。非侵襲的に採取できる唾液からの情報、心拍変動などの自律神経活動を細かに測定できるもの、脳血流量の変化（PET、fMRI、NIRSなどを使用）などでの測定（塩田、2012; 由留木ら、2012）により、客観的指標としてこれまで以上にアロマセラピーの効果を測定できるだろう。人への効果としては、生理学的指標だけでなく、精神的・心理学的な効果（主観的な効果）を測定していくことも重要である。「既存スケール」では、「Profile of Mood States：POMS」や「フェイススケール」、「Visual Analogue Scale：VAS」、「Cancer fatigue scale：CFS」、「State-Trait Anxiety Inventory：STAI」などの使用が多くみられた。今後、アロマセラピーの評価に適した質問紙などを作成することも課題であろう。「独自のスケール」では、「ありのままの表情・言動」を評価指標としている文献が多かった。その他に、「アロマセラピーについての感想」、「睡眠調査表（睡眠・覚醒状況、睡眠状態

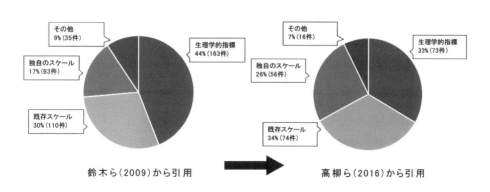

（図3）論文における測定指標

第4節　看護現場におけるアロマセラピーの現状と今後の展望

の評価、熟眠感など）」などがあった。「ありのまま表情や言動」、「アロマセラピーについての感想」は重要な情報となるため、引き続き収集していく必要がある。「その他」としては、「薬剤使用状況」、「下肢の周囲・圧痕の有無」などであった。アロマセラピーを使って他の薬剤を減量できるのであれば、アロマセラピーの効果を示す指標としてみることができ、コスト面でも評価できる。また、客観的データと主観的データを組み合わせて効果検証していくことも重要である。

　ここで、看護学分野でのアロマセラピー研究を一部紹介したい。芳香浴の研究で、真性ラベンダーの香りが副交感神経活動に及ぼす影響を心拍変動の周波数解析を用いて検証した研究（谷田、2004）がある。健康成人女性を対象に10分間の芳香を行ったところ、香りを肯定的に捉えた被験者群は、吸入前に比べて吸入中の副交感神経活動値が有意に上昇し、香りを好まなかった被験者群は、吸入前と吸入中で有意差はなかったが、吸入前より吸入中の副交感神経活動値が下降したことを報告している。香りに対する好みによって反応が異なることが示唆されており、アロマセラピー対象者の香りの嗜好も考慮してケアしていく必要があるといえる。

　精油を用いた足浴の研究において、中嶌ら（2006）は学生を対象にラベンダー精油を加えた足浴群と加えない足浴群に振り分け、10分間の足浴を行った。交感神経活動の指標である皮膚コンダクタンス変化（skin conductance change：SCC）を用いた検証の結果、アロマ群では「足浴1分後」から「足浴5分後」、「足浴10分後」にかけて、SCCの有意な低下が見られ、コントロール群では有意差はなかったと報告している。日本語版気分形容詞チェックリストによる評価では、アロマ群のみ「エネルギー覚醒」の有意な低下を示し、アロマのリラクセーション効果を示すものと考察している。「緊張覚醒」は両群とも足浴後に有意な低下を示したことから、足浴という介入によるリラクセーション効果を示したと示唆している。精油を用いたことによって交感神経活動が抑制され、快の感情も伴いリラクセーション効果が得られたという報告であった。また、伊藤ら（2009）は成人男性に対してラベンダーオイルを用いた足浴と用いない足浴を行ったところ、「香りなし群」に対して「香りあり群」で皮膚表面温の上昇が持続し、両群とも足浴後のHF成分が有意に上昇、「香りあり群」の方が多くの時点でHF成分の有意な上昇を示したと報告している。ラベンダーオイルを用いた足浴で副交感神経活動が亢進されたことを示唆していた。

　精油を用いたマッサージについて、健康成人男性を対象に15分間のラベンダー精油を用いた上肢へのマッサージを行った研究（鈴木ら、2012）がある。介入中のHF変化率（副交感神経活動）はアロママッサージ群およびマッサージ群が安静座位のコントロール群に比べて有意に上昇し、より上昇するのはアロママッサージ群であった。アロママッ

サージ群のみ、介入終了後5分で介入前の状態に戻っていた。介入中のLF/HF変化率（交感神経活動）はアロママッサージ群のみがコントロール群に比べて有意な低下を示した。表面皮膚温は介入により有意に上昇していた。ラベンダー精油を用いた上肢のマッサージは、主観的に落ち着く、リラックス感を伴う気持ちよさをもたらしたと報告している。また、眞鍋ら（2009）による5分間のアロママッサージやマッサージ後の心拍変動解析による自律神経活動を示した研究では、ラベンダー精油を用いた上肢のマッサージ群とマッサージ群の群間比較をしている。介入直後のHFは有意差を認めなかったが、介入後10分後以降のHFはアロママッサージ群で有意な上昇を示し、時間経過とともに副交感神経活動が増加することを明らかにした。LF/HFは2群間に有意差はなかったと報告している。以上より、ラベンダー精油を用いたマッサージは副交感神経活動を活性化することがわかったが、精油の濃度や介入時間の違いによって、反応の現れ方が異なると推測できる。

　精油を用いたハンドマッサージを受けたことでもたらされる気持ちの様相を明らかにした報告（鈴木ら、2010）がある。30代から80代の健康成人女性10名にラベンダー精油、オレンジスイート精油、ゼラニウム精油、ローズウッド精油のいずれかを選択してもらい、20分間の精油を用いたハンドマッサージを受けた人に対し、実施中の観察と実施後に半構成的インタビューを行った。その結果、精油を用いたハンドマッサージを実施するにあたり、［気持ちよさをもたらす基盤］があり、その基盤があることで［気持ちよさがもたらされ］、［気持ちよさによりもたらされるもの］があることが明らかとなった。［気持ちよさをもたらす基盤］は3つあり、①対象者と実施者間の信頼関係ができること、②手のマッサージを受けること、③対象者が匂いを感じることであった。［気持ちよさ］とは、身体的に＜体温や血流が調整された状態＞、心理的に＜ゆったりと落ち着いた感覚＞、身体・心理的に＜感情が解放されて、緊張がほぐれた状態＞であった。そして、［気持ちよさによりもたらされるもの］は、「眠くなる」、「自然と話したくなる」、「やさしい気持ちになれる」、「気持ちに余裕が出る」、「疲れがリセットされた気がする」、「頑張ろうという気持ちになる」、「自分が取り戻せる」等であった。既存の文献とインタビューからの様相の比較により、看護ケアの対象によって特有の気持ちが表現されると考えられた。アロマセラピーの実施者は［気持ちよさをもたらす基盤］を上手く調和させ、対象者が［気持ちいい］と感じることのできるよう専心し、よい変化へとつなげていくことが重要であると示唆した。

　看護ケアとしてのアロマセラピーについて文献レビューを通して考察した研究（高柳ら、2016）では、調査対象文献のデータを質的に分析し、カテゴリー化したところ、文献の著者らは【対象の身体的・精神的苦痛を緩和したい】が最も多く、対象のQOLを高める

という視点をもってアプローチしていると述べている。アロマセラピーと看護の関連については、【アロマセラピーは看護師と患者のよい関係性をつくり、またその関係性がよい看護につながる】、【看護とアロマセラピーは患者の心と身体の両方に働きかける】、【アロマセラピーは看護師の心身も安定させ、よい看護につながる】があった。アロマセラピーはよりよい看護を作り出す要素をもっており、それゆえに看護ケアにおいての必要性と有効性があると考察している。

　医療施設に勤務する看護師へのインタビューから、アロマセラピーマッサージを看護師が臨床現場で実践するときに必要なプロセスを明らかにした報告（相原ら、2016）がある。通常看護では解消できない患者の不快さや無力感を共感したことがアロママッサージの実践のきっかけになり、援助のニードがあると判断した上で、通常看護とアロママッサージの有用性を比較検討して【看護師がアロママッサージの実践を決定する】。【アロママッサージの実践計画を立て（る）】、【アロママッサージを実践する環境をつくる】ために患者との信頼関係の構築や、アロママッサージに対する構えをつくる。個別性に配慮した有効で安全な方法を選択し、患者の安楽を保つことを優先し、患者に危険がないよう配慮して、【アロママッサージの実践準備をする】。その後に【アロママッサージの実践をする】段階が位置づけられ、看護師は施術中も心を込めてやさしく触れることを意識し、患者の安楽を目指して、常に心地よいタッチを心がけ、患者の言語・非言語的反応で施術を工夫しながら、安全に施術を進める。患者が自己開示し、患者の心身の安楽を看護師が感じ、こうした患者の変化を実感することで看護師が癒され、満たされる実感を得る。アロママッサージの最後の段階には【アロママッサージ終了後の患者と看護師の変化を評価する】が位置づけられ、患者との関係性の深まりや患者に安楽を提供できたことによってケアへの喜びを感じ、看護へのさらなる意欲が高まっていくことを示している。看護師が行うアロマセラピーは、アセスメントの結果を踏まえて目的を持ち、患者と相談しながら、最も適した施術方法を探求するという個別的な実践を心がけているところに、一般的なアロマセラピーとの違いを考察している。看護師は、アセスメント、計画、実践、評価という看護過程に則してアロママッサージを実践していることを明らかにした。

　本項では、数多くある研究報告の中から一部を報告した。エビデンスのあるアロマセラピーの実践のため、引き続き、多くの研究が望まれる。

# 4. 看護におけるアロマセラピー導入の展望

　日本における看護学分野のアロマセラピーの現状や動向を紹介した。アロマセラピーに関する研究も増えつつあり、効果が証明されているものもあるが、まだ十分とはいえない。根拠のあるケアを行うためには、エビデンスレベルの高い研究が必要となってくる。今後、臨床と大学などの研究機関との共同研究により、質の高い研究が期待できる。

　アロマセラピーが看護の現場に活用されている現状がある一方で、アロマセラピーについての知識の習得は個々に委ねられている。看護基礎教育の中で行うことができるようになれば、統合医療の一つとしてのアロマセラピーへの正しい理解、知識、適応と禁忌のアセスメント、技術を学ぶ、伝える機会の整備につながるだろう。

　アロマセラピーは西洋が発端であり、現在も海外から輸入された香りを用いているため、中には日本人になじみのない香りもある。古川（2000）は、文化的背景から香りに対する印象が異なるため、日本人のためのアロマセラピーが必要であると述べている。

　近年はヒノキ、ヒバ、クロモジ、ユズ、サクラなど、日本独自の香りを持つ国産の天然芳香成分が販売され始めているが、これらの香りは海外由来のものよりも日本人に親しみやすく、よりリラックスしやすいと推測する。日本古来の香りであるヒノキ（谷田貝、2007; 目黒ら、2013）やヒバ（畫間ら、2001）、ユズ（今野、2009; 熊谷ら、2009; 沢村ら、2009）などの日本産精油が取り上げられ、効果検証も始まっている（大久保、2016）。筆者らも、日本人に合ったアロマセラピーの必要性を感じている。特に、疾患を持つ患者の多くが過ごす病院は、空調で集中制御されている環境下で一定の温度になるよう管理されているため、季節を感じにくい。そういった環境下ゆえに、日本独自の四季折々の香りを提供していきたいと考えている（大久保、2016）。

　エビデンスのあるアロマセラピーの確立、アロマセラピーの対象となる人々の生活の質向上の一助となるケアとして位置づけられるよう、臨床と研究、教育の場が一体となって根拠の蓄積をしていくことが重要である。アロマセラピーの生体内での作用機序や効果などの基礎的研究から臨床応用としての患者への実際の効果まで、エビデンスに結びつく研究の推進、個々の症例の集積が望まれる。

引用文献

1. 相原由花（2014）「大学発アロマテラピーの今（第1部）医療従事者への教育の重要性」『aromatopia、No.123』pp.16-19
2. 相原由花、内布敦子（2016）「アロマセラピーマッサージを看護師が臨床現場で実践するときに必要なプロセス」『兵庫県立大学看護学部・地域ケア開発研究所紀要、Vol.23』pp.47-58
3. 古川玲子（2000）「文化的背景がアロマセラピーに与える影響について」『aromatopia、No.9（2）』pp.78-81
4. 原三紀子・宗村弥生・北素子（2010）「看護領域におけるアロマセラピー研究の動向と課題」『看護実践の科学、35（8）』pp.58-65
5. 今西二郎（2006）『補完・代替医療　メディカル・アロマセラピー』pp.2-11、金芳堂
6. 伊藤佳保里・佐伯香織・沼野美沙紀他（2009）「ラベンダーオイルを用いた足浴が生体に及ぼす影響」『形態・機能、7（2）』pp.59-66
7. 柿原奈保子（2014）「わが国におけるMedical Aromatherapyの現状と将来展望」『日本看護技術学会誌、13（3）』pp.247-250
8. 晝間臣治、矢部博興、佐藤泰治他（2001）「ひば油芳香下におけるCNV及びMMN」『日本薬物脳波学会雑誌、3（1）』pp.39-41
9. 今野紀子（2009）「香りによるうつ未病期のメンタルケア効果 レモン、ユズ精油の作用」『Aroma Research、No.10（3）』pp.260-263
10. 熊谷千津・堀井裕子・沈嬌他（2009）「ユズ (Citrus junos) 精油の匂い刺激による自律神経制御を介したエネルギー代謝への影響」『Aroma Research、10（2）』pp.156-161
11. 眞鍋えみ子・大本千佳・松田かおり他（2009）「ラベンダー精油を用いた上肢トリートメントが自律神経活動と気分に及ぼす影響」『日本アロマセラピー学会誌、8（1）』pp.34-40
12. 森谷利香・池田七衣（2014）「アロマテラピーによる看護実践に関する文献レビュー」『アロマテラピー学雑誌、14（1）』pp.58-60
13. 長瀬雅子・高谷真由美・櫻井順子他（2011）「看護職者の補完代替医療への関心と看護ケアとしての活用における課題―首都圏に勤務する看護師を対象とした質問紙調査―」『医療看護研究、7（1）』pp.41-46
14. 中嶌広美・椎原康史・小笠原映子他（2006）「ラベンダーオイルを用いた足温浴のリラクセーション効果　皮膚コンダクタンスおよび気分形容詞チェックリストによる評価」『看護研究、39（6）』pp.45-56
15. 新田紀枝・川端京子・高橋晃子他（2006）「ホスピス・緩和ケア病棟看護師の代替療法の習得の現状と要望」『日本看護学会論文集（看護教育）第37回』pp.144-146

16. 大久保暢子（2016）「介入研究の道のり：発案から臨床応用まで　背面開放座位とアロアセラピー研究の実績から」『看護研究，49（5）』pp.385-394
17. 沢村正義・深田順一・熊谷千津他（2009）「日本産ユズ精油の機能活性についての検討」『日本アロマテラピー学雑誌、9（1）』pp.55-65
18. 社団法人日本看護協会（2007）『看護にかかわる主要な用語の解説―概念的定義・歴史的変遷・社会的文脈―』pp.10-13（https://www.nurse.or.jp/home/publication/pdf/2007/yougokaisetu.pdf）[2016.06.20]
19. 塩田清二（2012）『＜香り＞はなぜ脳にきくのか　アロマセラピーと先端医療』pp.34-40、NHK出版
20. 鈴木彩加・菱沼典子（2012）「ラベンダー精油を用いた上肢へのマッサージが自律神経活動に及ぼす影響」『日本看護技術学会学術集会講演抄録集、11回』p.127
21. 鈴木彩加・大久保暢子（2009）「看護分野におけるアロマセラピー研究の現状と課題」『聖路加看護大学紀要、35』pp.17-27
22. 鈴木彩加・大久保暢子（2010）「アロマハンドマッサージを受けたことでもたらされる気持ちの様相」『聖路加看護学会誌、14（3）』p.55
23. 高柳元気・大久保暢子（2016）「看護分野におけるアロマセラピー研究の動向と課題―2009年から2014年までの文献検討―」『聖路加国際大学紀要、Vol.2』pp.10-17
24. 谷田貝光克（2007）「森の香り・木の香り　その正体と働き」『におい・かおり環境学会、38（6）』pp.428-434
25. 谷田恵子（2004）「真正ラベンダーの香りが副交感神経活動に及ぼす影響：心拍変動の周波数解析を用いた検証」『日本アロマセラピー学会誌、3（1）』pp.45-51
26. 徳重あつ子・田中小百合（2013）「訪問看護における補完代替療法実施の現状について」『日本統合医療学会誌、6（1）』pp.83-92
27. 特定非営利活動法人　日本緩和医療学会　緩和医療ガイドライン作成委員会　補完代替医療ガイドライン作業部会、厚生労働省がん研究助成金「13-20 我が国におけるがんの代替療法に関する研究」班、「17-14 がんの代替療法の科学的検証と臨床応用に関する研究」班（2009）『がん補完代替医療ガイドライン（第1版）』pp.1-2、pp.14-15（http://www.jspm.ne.jp/guidelines/cam/cam01.pdf）[2016.06.24]
28. 柳奈津子（2014）「大学発のアロマテラピーの今（第2部）大学におけるアロマテラピーの取り組みとその現状　群馬大学大学院保健学研究科」『aromatopia、No.123』pp.34-35
29. 由留木裕子・鈴木俊明（2012）「ラベンダーの香りと神経機能に関する文献的研究」『関西医療大学紀要 Vol.6』pp.109-115

参考文献

1. 今西二郎(2006)『補完・代替医療　メディカル・アロマセラピー』pp.17-30、金芳堂
2. 德田眞理子著、日本アロマセラピー学会編(2008)「精油の投与方法」『アロマセラピー標準テキスト基礎編』pp.41-49、丸善株式会社
3. 渡邊聡子著・今西二郎監修(2009)『つらい症状に効く！メディカル・アロマセラピー　自分でできる香りのレシピ243』pp.16-28、株式会社阪急コミュニケーションズ

# 福祉・介護現場における
# アロマセラピーの現状と可能性

### 所澤いづみ
（メディカルアロマ&リフレTori代表）

## 要旨

わが国の高齢化は急速に進み、全国各自治体で2025年問題の取り組みが始められている。今後、福祉・介護現場における介護職には、重責ともいえる役割と期待がのしかかり、介護職のストレスは計り知れない。介護現場におけるアロマセラピーの現状は、芳香浴、クラフト作りや手足のアロマトリートメントが取り入れられている。が、働いている介護職が行うのではなく、ボランティアや外部のサービス業者が高齢者施設に参入して行っている状況がほとんどである。本来、アロマセラピーは芳香療法であり、アロマトリートメントを行う人と受ける人が同時に香りによるリラックス効果などの恩恵を受ける。今後はこの恩恵を介護現場では、介護職が利用者にアロマトリートメントを行うことで受けてほしい。施術により症状が和らぎ利用者のADL（Activities of Daily Life）が拡大し、QOL（Quality Of Life）が向上することは、利用者の生きがいにつながると同時に介護職の仕事のやりがいにつながり、ひいては介護職の退職を減らす可能性を秘めたアロマケアになり得ると考える。

キーワード；
日本語：アロマセラピー、アロマトリートメント、高齢者施設、介護職、超高齢化社会、認知症
英　語：aromatherapy, aroma treatment, facility for the elderly, nursing care staff, a super-aging society, dementia

# 1. はじめに

　わが国の高齢化は、急速に進み「2025年問題」と称して全国各自治体で様々な取り組みが始められている。65歳以上の高齢者の人口が総人口に占める割合である高齢化率は、2015（平成27）年が26.8％、2025（平成32）年には30.3％とする厚生労働省の予測から、高齢化率が21％を超えた「超高齢社会」に突入している。その高齢者を支える現状は、2012年に65歳以上の高齢者1人に対して、20〜64歳が2.4人で「騎馬戦型」で支えていたのに対し、2050年は65歳以上の高齢者1人に対して、20〜64歳が1.2人（推計）で支える「肩車型」となり、1人の若者が1人の高齢者を支えるという厳しい社会が訪れることを厚生労働省は予想している。まさに大介護時代に突入すると言っても過言ではない。

　これらの諸問題をアロマセラピーの側面から考えると、重要なキーワードは、「アロマセラピーで人を支え人に寄り添う」ことである。福祉・介護現場においてアロマセラピーを用いることは、その人という「1人の存在」を大切に思い、寄り添い、支え、QOL向上を目指していくことができる強みをもっている。

# 2. 高齢者施設におけるアロマセラピーの現状

　高齢者の介護現場を大きな枠組みで分けると、高齢者施設と在宅に分けられる。高齢者施設は種類が多く、有料老人ホーム（介護付有料老人ホーム、住宅型有料老人ホーム、健康型有料老人ホーム）、高齢者向け住宅（サービス付き高齢者住宅、シニア向け分譲マンション）、地域密着型施設（グループホーム）、軽費老人ホーム（軽費老人ホーム、ケアハウス）と介護保険施設（特別養護老人ホーム、介護老人保健施設、介護療養型医療施設）に分けられ、各々に施設の特徴を有している。

　現在、福祉・介護現場におけるアロマセラピーは、2025年問題を見据えた国の取り組みに対し、いち早く目をつけ取り組もうとする企業が参画し、介護ビジネスの動きの中の一つとして、介護アロマということばが飛び交っている。

　ここではアロマセラピーを行う上で、場所、時間に応じた配慮が必要な区分けとして、夜間帯があり、24時間滞在型で居住している「高齢者介護施設」と在宅サービスである通所介護と通所リハビリの短時間滞在型の「日帰りケア施設」に分けて考える。

## 1）高齢者介護施設でのアロマセラピー

　各々の施設は独自の特徴を有し、費用、介護レベルや認知症の有無による受け入れ状況、介護保険の適応、居住スペースなどが異なり、施設に応じたサービス内容にも相違があるため、ここでは一般的な取り組みを紹介する。

　民間事業者によって運営されている有料老人ホームは、シニアライフを楽しむという視点から日常生活を楽しむための設備があり、サークル活動、レクレーションなど幅広い独自のサービスを提供している介護施設である。この独自のサービスという視点で、アロマセラピーを導入している施設が増えている。いわゆる"香りのおもてなし"である。

### （1）サービスの一つとして香りを楽しむ

　初めて施設のエントランスに入ったときに、まず、何を感じて施設を評価するだろうか？綺麗で清潔な場所かな？　明るくて素敵な空間かな？　いい香りかな？　この施設に家族を入所させたいかな？　と考えるのではないだろうか。誰しもが心地よい環境で生活を楽しみたいと考えるに違いない。施設に入った瞬間に、気化したにおい分子と呼ばれる物質が嗅粘膜に付着し、嗅細胞を介して、嗅神経を刺激して神経インパルスを発生させ、その信号が脳の嗅球に伝わり、脳がにおいを感知する[1]。香りは脳の大脳辺縁系に達し視床下部に直接作用し、自律神経系と内分泌系の機能を調節し、よい香りと感じると脳内モルヒネといわれるセロトニンやエンドルフィンが分泌し、沈んだ気分を高揚させ、疼痛を抑制するように働き、リラックスする。常によい香りで共有スペースの空間を満たすことで、施設のイメージを向上させることができ、その施設の独自の香りのおもてなしにつながる。よい香りを感じると、つい深呼吸して香りを吸いたいと思う。逆に不快と感じるにおい、例えば排泄臭、下水臭、生活臭による独特なにおいなどを嗅ぐと、早く退室したいと思ってしまう。

　香りを個室の小さな空間と大きな多床室の空間に芳香成分を拡散させるには、アロマディフューザー（芳香拡散器）のパワーによる拡散力に影響するため、空間の大きさに適合したディフューザーを選択することである。また、場所にあった香りを選択することも重要である。例えば、この施設に来るといつもほのかな森林浴のよい香りがするという印象を与えることで、"この施設はこの素敵な香り"と香りを記憶させ、ブランディング効果につながる。精油のパワーには、各々の精油の、抗菌作用、抗ウイルス作用、抗炎症作用、鎮静作用など独自の芳香成分が持つ薬理作用がある。風邪引きが多い時期には、心地よい香りとともにその空間の空気を浄化する作用のある精油を用いれば、一石二鳥である。し

かし、その空間の広さや入口ドアの開閉の頻度などや芳香成分の充満度も視野に入れた芳香を検討する必要がある。大空間の芳香に関しては、専門業者が芳香消臭剤を販売し、レンタルの取り扱いもある。ただ、施設側が何の効果を要求し、その効果が見込めるかの研究データを専門業者に確認することも必要であるが、この研究は今後の研究課題である。

## （2）アロマセラピーで生活を楽しむ取り組み

　各々の施設では、独自性のある生活を楽しむレクリエーション的な要素を取り入れたアロマセラピーのイベントやクラフト作りなどの取り組みを行っている。アロマセラピーを用いたおしゃれな要素のある取り組みは、有料老人ホームなどで独自のサービス内容として組み込まれている施設が増えてきている。有料老人ホームなどの高齢者施設は、有償のアロマセラピストを派遣する外部のサービス業者と契約し、定期的に施設でアロマセラピーを用いたグッズを作ること、さらにハンドやフットのトリートメントを利用者に提供している。リラックス効果や浮腫などの症状を和らげることでADLが拡大し、日常生活の楽しみ、生活に張り合いをもつことがQOLの向上につながり、施設独自のメニューによる宣伝効果にアロマセラピーは貢献しているといえる。

　このような取り組みは、介護度が高い入所者の多い介護施設においても取り組まれてはいるが、クラフト作りなどに参加できる利用者が少ないこともあり活発化してはいない状況がある。アロマトリートメントについては、介護度が高い高齢者に対するハンドやフットトリートメントの手技や高齢者の心身の特徴などを、アロマセラピスト自身がスクールで学び訓練を受けていないことも多く、介護施設側の受け入れもなかなか進まない。さらに、施術を行う有償ボランティアや外部のサービス業者を受け入れるには、その費用をどこから拠出するのかという問題がある。有料老人ホームでは、利用者や家族が施術を希望して施設側の許可があれば、有料サービス扱いとして利用者と外部のサービス業者間でやり取りを行い、利用者は施術を受けることができる。

　介護度が高く入所者が多い介護現場では、人手不足とそれに伴う介護職の超過勤務の増大や経験が少ないスタッフへの責務など、介護職のストレスは計り知れず、その中で心身ともに疲労困憊し退職につながっていく介護者が多い現状がある。この状況下で介護職がアロマトリートメントに取り組むことは、介護保険施設において介護報酬の加算もない状況において難しいことが考えられる。

## 2）日帰りケア施設でのアロマセラピー

　短時間滞在型の通所介護において、介護職は限られた時間内で、入浴、排泄、食事、送迎などの介護や日常生活上の世話および機能訓練を行わなければならない。デイサービス時間中の楽しめるレクリエーションとして、書道やちぎり絵、絵手紙などのボランティアの講師が施設に出向いて、利用者に指導しながら楽しんでもらうサービスを提供している。同様に、アロマセラピーについてもボランティアが入り、アロマのクラフト作りなどを利用者とともに楽しんで行う施設が増えている。通所リハビリテーションは、通所介護とは異なり、心身の機能の維持回復および日常生活の自立を図るために、医学的管理のもとで行う理学療法、作業療法などのリハビリテーションを行うため、アロマを用いたサービス提供を行うことは少ない。

## 3）在宅におけるアロマセラピーの現状

　在宅は、利用者や家族のプライバシーが詰まった本音で生きている居住空間であり、芳香浴を行うことは他人に気を遣うこともなく自由にできる。

　しかし、ホームヘルパー（訪問介護員）による介護保険下の仕事内容の中にアロマトリートメント（アロママッサージ）は入っていないため、訪問介護業務としては難しいのが現状である。しいて言えば、入浴、シャワーや清拭後に、皮膚の乾燥が目立つということで、保湿ケアとしてアロマクリームを塗布する程度のことを行っている事業所がある。

　訪問看護でのアロマトリートメントは、訪問看護師が看護計画を立案する際に、サービス内容としてアロマトリートメント（アロママッサージ）を計画し、利用者に施術を行う。芳香浴とアロマトリートメントをアロマケアとして実施している訪問看護ステーションが増えてきている。

　もし、利用者がアロマトリートメントを希望した場合は、介護保険外のサービスとしての有料サービス扱いで、プロフェッショナルのアロマセラピストによる施術を在宅で受けることは、利用者と家族が希望すれば有料サービスで可能である[2]。

　厚生労働省は、少子高齢化社会の進展と医療費抑制政策を背景に、在宅医療に力を注いでおり、重度な要介護状態になっても住み慣れた地域で自分らしく生き続けることができるように地域包括ケアシステムの構築を目指している。在宅では、フォーマルサポートばかりではなく、インフォーマルなサポートを含めた多職種が連携して在宅の利用者や家族を支えていく視点があり、その人らしく最期まで生きていくことをサポートしていく。

## 3．高齢者介護施設、日帰りケア施設、在宅で取り組める アロマセラピーの可能性

　高齢者介護施設や日帰りケア施設で取り組まれている芳香浴やアロマセラピーを用いたグッズやクラフト作りなど、無償・有償ボランティアや外部のサービス業者の導入は、今後発展していくと思われる。最近では、介護アロマということばが、インターネット上で飛び交っている。そこには、2025年問題である超高齢化に伴う認知症高齢者の急速な増加の現実があるがゆえに、アロマセラピーを用いて認知症予防の視点が注目を浴びているといえる。さらに介護アロマビジネスが参入し、主に芳香浴の施設導入やハンドやフットのアロマトリートメントを定期的に行うサービスの導入などが目立つ。

　ここで気になるのは、アロマトリートメントを行う人が、高齢者の身体的・精神的な特徴を学んでいるのか、さらに高齢者に施術することを仕事として淡々と行うのではなく、その人をやさしく受け入れようとする心配りや姿勢があるのかどうかである。高齢者は、その人なりの生き方で長い人生を過ごしてきている。長い時代背景の中で、戦争を体験した人、体験していない人、体験していなくても食べる物がない時代を生き抜いてきた人など様々で、施術をする側とのジェネレーションギャップもある。単に施術を行うだけという行為だけであれば、高齢者は行為だけであることを見抜くが口に出さないことが多い。

　高齢者と関わるときには、事前に高齢者の身体的心理的特徴を学んだ上で関わることを基本とし、長年生きてきている人生の先輩者として尊重し、その人の尊厳を大事にする姿勢が「寄り添う」ことにつながっていく。

　応対や高齢者に対する姿勢も様々で、その中でいかに利用者に寄り添いつつ関わりをもっていくのかが重要となる。

### 1）介護職がアロマトリートメントを行うことの重要性

　介護職は働く場所に応じて、要介護状態の利用者に対し着替え・食事・入浴・排泄の介護、手足が不自由な方への移動や歩行介助などの身体介護を行い、調理・食事の準備、部屋の掃除、洗濯、身の回りの整理整頓、買い物などの生活援助、メンタル的な面においても話し相手となる。関わりが長期間ともなればお互いの信頼関係が築かれ、利用者にとり大切な存在となる。この信頼関係は、高齢になって自分にはできないことなど生活全般を助けてくれる重要な存在の人である。高齢者や特に認知症高齢者にアロマトリートメントを行うときには、日頃からなじみ、ある面、苦楽をともにしている関係性の人が関わることで、

施術の受け入れがスムーズで抵抗がなく、利用者も施術を受ける喜びが大きい。自分が高齢者の立場になったと想像して、全く知らない笑顔のない人からハンドトリートメントを受けたとすると、その場は緊張空間になり手が硬くなっているに違いない。逆に、いつもの介護職の方から「○○さん、手が冷たいからマッサージするね」と言われ、にこやかにやさしく5分間でもハンドトリートメントを受けると、心身の緊張がゆるみ嬉しいに違いない。

　世の中では、介護現場の現状について、基本給が安いと言われ、人手不足とそれに伴う介護職の超過勤務や夜勤の増大など、介護職は心身ともに疲労し、生活リズムが崩れ、ホルモンバランスも崩れ、女性は生理不順にまで陥っているといわれている。このようなホルモンバランスが乱れているときに、アロマセラピーは力を発揮する。精油の中には、ホルモン調節作用、通経作用（月経を整える作用）など女性の体と関係のある精油や、内分泌系を刺激しておだやかにホルモンバランスを整えてくれる精油もある。アロマセラピーの香りとやさしく心を込めたタッチングによるリラックス効果は、施術を受ける側と施術をする側と香りを嗅いでいる周囲の方にも拡散していき、嗅覚から脳へダイレクトに伝播し、アロマの世界へと導かれる。上手にアロマセラピーを用いることで、利用者と介護職の両者が生活と仕事を楽しむことにつながる。

## 2）介護職が日常の介護ケアとして取り組むアロマセラピー

　忙しい日常の介護ケアの中で、手短に行えて利用者と介護職が楽しめる方法を紹介する。ここでは、清潔ケアに行うアロマセラピー、必要時に行うアロマセラピーに分けて説明する。多人数が入居している介護施設で、短時間に効率よくアロマセラピーを用いたケアを行うためには、事前に使用するアロマオイルの準備をしておくことがポイントである。介護現場の芳香浴は表1を参照。

### （1）清潔ケアでのアロマセラピー
① 入浴・シャワー浴
　利用者が脱衣室に入室する前に、電気式のアロマディフューザーで芳香浴をしておくことで入室した瞬間に「香りがする……」となる。香りは瞬時に拡散し脱衣室を充満させ、湿ったかび臭さも消臭される。温泉気分を楽しんでもらうには、抗菌作用をもつヒノキや青森ヒバ、すっとした香りのペパーミントもよい。ちょっとした配慮に利用者は気づき、ほっとして嬉しくなる。浴室の芳香については、入浴剤を使用する場合は香りが混ざるた

| 使用 | 使用可 ○ / 使用不可 × | 使用方法と特徴 | |
|---|---|---|---|
| コップ | × | 熱い湯に精油を数滴垂らす | やけど・飲用の危険性 |
| アロマポット | × | ロウソクの火で精油を拡散 | やけど・火事の危険性 |
| ティッシュ | ○ | ティッシュに数滴垂らす | 下着、洋服のポケットに入れる。枕元など身近な所における |
| ブルームスティック | ○ | どこでも置けるが、手の届く場所には要注意。香りは弱め。 | インテリア感覚でおしゃれな感じ |
| アロマライト | ○ | 電気式、電球の熱で精油を拡散 | 芳香時間を決めて ON/OFF でメリハリをつける |
| アロマディフューザー（芳香拡散器） | ○ | 電気式、熱を加えず精油をミスト状にして拡散 | 精油の拡散力が強く、広い空間での使用可能（エントランス、トイレ、洗面所、ホールなど） |
| エアフレッシュナー | ○ | オムツ交換時に空中散布、悪臭を放つ廃液や排泄物に散布。排泄後のトイレの消臭。空気の清浄化 | 無水エタノール・精油・精製水があれば、簡単に作れる。スプレー散布で瞬時に香る |

（表1）介護現場での芳香浴

めアロマの香りは不要である。

② 手浴・足浴などの部分浴

　手軽な方法としては、ティッシュに好みの精油を数滴滴下し、利用者の周囲に置いて香りを楽しんでもらいながら湯のみで手浴・足浴をするとよい。アロマの多くの本には、湯の中に精油を滴下する方法が一般的に書かれているが、精油は脂溶性で水に混和しないため、洗面器などに直接入れると水表面に浮いてしまい、手浴・足浴後高濃度の精油が皮膚表面に付着する。皮膚が薄く弱い高齢者には皮膚アレルギーを起こすリスクが高くなるためお勧めしない。直接精油を入れたい場合は、水溶性アロマ（セルエキストラクト）を湯の中に垂らす。あるいは精油と乳化剤（バスミルクエマルジョン、植物性グリセリン、精油分散剤、はちみつなど）を混和して使用するとよい。

③ 清拭

　オムツを使用している場合は、清拭をする前にエアフレッシュナーで室内散布をしてさわやかな香りにしてから清拭をすると、介護を受ける側もケアをする側も気持ちがよい。他の方法として、清拭用の蒸しタオルを作るときになじみのあるオレンジ、ヒノキ、ペパーミントなどの精油を水分の中に数滴垂らしてからタオルを絞り、蒸しタオルを作り使用す

ることもよい。香り付のタオルは、応用範囲が広い。レストランでも香り付きのおしぼりが出てくるところがある。食事時や洗面時の香り付タオルには、ほっとする癒しがある。

## （2）介護で必要なアロマトリートメント

　高齢者は、長年の社会との関わりと時代背景に影響を受けつつ、豊富な人生経験を積み重ね、物事を理解し、判断し、対応して年齢を経てきている。その生き方には個人差があり、介護職は、長年その人が生きてきた姿勢を理解した上での個別的なケアが求められる。入居者数が多いと個別的なケアがなかなか難しいかもしれないが、アロマトリートメントは、その時間その人だけに香りとタッチで関わる、まさに個別的なケアなのである。5分間でも10分間でも1対1の貴重な時間と考えてほしい。

　介護職による"介護ケアのときにアロマセラピーを取り入れよう"とする視点はあまり考えられていないかもしれない。しかし、普段ケアしていてなじんでいる関係だからこそ、スムーズに利用者が受け入れやすいということがいえる。特に、認知症高齢者が初対面の人からハンドトリートメントをスムーズに受けるかどうか？　を考えていただきたい。認知症は、いったん正常に発達した脳の機能が継続的に低下し、記憶、判断、思考などの知的機能に支障をきたし、社会生活が正常に営めなくなった状態[3]であり、行動・心理症状（BPSD：Behavioral and Psychological Symptoms of Dementia）の一つとしての不安・焦燥があり、見知らぬ人をスムーズには受け入れることが難しいこともある。やはり、日頃から利用者の身体的・精神的特徴を理解している介護職が行うからこそ信頼関係が深くなる。例えば認知症によるBPSDの攻撃的言動・行動がある方は、不安感や焦燥感が表面化して自分のコントロールを失い、コミュニケーションを取ろうとことばで働きかけると、逆に暴力的に返ってくることもある。このようなときは、利用者が少しでも落ち着いているときを見計らい、手や足のアロマトリートメントを行っていただきたい。1回でも行うことができれば、利用者がその介護職の施術と介護職を受け入れており、信頼関係が築かれていることを意味する。暴力的な状況のときの不用意なことばがけは、逆に気持ちをいら立たせる。このようなときには、非言語コミュニケーションの心を込めたアロマトリートメントが望ましい。

　まず、アロマトリートメントを行う上で介護職は、高齢期の身体的・精神的な特徴を理解することが重要である。

　高齢者の身体的な特徴は、近年の生活習慣の変化に伴って、全身の持久力の低下や全身の血管の動脈硬化が見られ内腔が狭くなり、脳や全身の各臓器への酸素や栄養の供給が少なくなり、機能低下となる。呼吸器についても肺活量が減少する。骨量が減少した状態の

骨粗しょう症や関節などの障害も起こりやすくなる。さらに感覚器系の機能も低下し、老眼、白内障や難聴など、生活自体を変えてしまいコミュニケーションがままならないことが生じやすくなる。感染症などのウイルス感染細胞を排除する機能低下が起こり感染症の発生が多くなる。

　高齢者の精神的な特徴は、上記のような体力低下に伴い持続力や忍耐力が低下してくると、それを感じ様々な思いや感情がわき上がり、弱気になったり悲観的になったりする。追い打ちをかけるように視力や聴力などの感覚器機能の低下が、人とのコミュニケーションや社会生活を消極的にさせていく一因になる。その結果、外出の機会が減り孤立していくことになりかねない。この症状が極端になるとうつ病になっていくことにつながる。

　介護職がアロマトリートメントを行うときは、高齢者のペースに合わせること。"忙しくて時間がないから早く手を出して"という介護職の雰囲気では、施術を受けたいとは思わない。もし、入職したての介護職が利用者と信頼関係を早く築きたいと考えているときには、やさしさのあるアロマトリートメントで、"私はあなたを大事にしていますよ"と施術をする手を通してメッセージを送ることができる。

　介護職が使用しやすい施術の手技としては、基本的にはエフルラージュ（軽擦法）が重要。この手技は、滑るような動きという意味で、手の平や指を使って、常に高齢者の身体に密着させながら動く動作である。施術者の手の平が高齢者の身体に密着する面が多いほど、気持ちよさとリラックス感が与えられる。他に、ニーディング（揉捏法）の手技も重要。ニーディングは、手の平の平らな部分と指を使って骨の真上や骨の側にある筋肉をこねる動きで、指を握って丁寧にゆっくりこねるようなマッサージで"こねこねニーディング"をする。これらの手技は本やビデオなどで学ぶだけでは、心を込めて気持ちよさを与える施術はできない。高齢者に対するアロマトリートメントは、若くて健康な方への施術とは全くといってよいほど異なるため、実際に、触れ方、力加減、圧加減、スピードなどの指導を高齢者への豊富な施術経験があるアロマセラピストからを受けることが望ましい。

　介護職が介護ケアとして行い効果が期待できる施術としては、ハンドやフットトリートメントと腹部トリートメントの3つをお勧めする。もちろん、施術する行為のみならず、事前に、使用しやすい植物油と精油についての勉強、アロマクリームの作り方、ハンド・フット・腹部の施術の手技を学ぶことが必要である。ハンドやフットトリートメントを行うときは、熱感や発赤など皮膚の炎症を起こしている部位は施術できないため、事前にアセスメントを行うことが必要となる。施術の手技を学ぶことは、日頃から高齢者をケアしている介護職であれば、指導を受ければ熟知できる。必要なことは、施術の必要性を理解し、実際に行うことである。行うためには、"忙しいからできない"と言うのではなく、たっ

た数分でも施術の必要性を感じ実際に行う勇気があるかどうかである。

　ここでは、2ユニットある認知症グループホームにおいて、介護職によるハンドおよびフットトリートメントを介護ケアに用いて、介護職と認知症高齢者の関係性と症状の変化を明らかにすることを目的とした研究を述べる。施術するときの選択は、介護職が施術を必要だと感じたときに、ハンドあるいはフットトリートメントを認知症高齢者に行った。介護職が感じたこと、介護職が感じた利用者の変化（表2）を参照いただきたい。使用す

| | 介護職が感じたこと | 介護職が感じた利用者の変化 |
|---|---|---|
| ハンドトリートメント | ・施術するのに戸惑いがあったが、徐々に硬さがなくなり、気持ちがよかったと言ってもらえた<br>・施術をしているのを見ていた利用者からマッサージを希望された<br>・肌と肌のぬくもりでホッとする時間がもてた<br>・自分がリラックスすると利用者にも伝わると思った<br>・1対1の関わりで、落ち着いた時間を共有できた<br>・利用者の笑顔が増えた<br>・短時間でも寄り添い会話ができた<br>・1対1のコミュニケーションで、利用者が自分にかけてくれる時間をとても喜んでくれた<br>・身体に触れ合う時間を持つことがなかったと気付いた<br>・近い距離の施術で、いつもより身近に感じた<br>・手のぬくもりをお互いに感じとれた<br>・寝てしまった利用者をみて幸福な気持ちになった<br>・アロマの受け入れは抵抗なかった<br>・利用者が不安で落ち着かないときにすることで、リラックスでき、信頼関係がよくなると思う<br>・触れ合うことで、身近に感じた | ・施術を始めると気持ちよさそうにしていた<br>・穏やかになった人や何も変化がない人もいた<br>・施術中や施術後眠っていた<br>・多弁に話していたが、利用者が無口になった<br>・リラックスしていた<br>・手が温まり、動きがよくなった<br>・施術中は気持ちがよいと言っていたが、終わって少し経つと「私はやっていない」と言われた<br>・施術始めは顔が硬かったが、終わる頃にはおだやかな顔つきになった<br>・よい香りと喜ばれた<br>・とても喜んでいた<br>・楽しみにして待っていた |
| フットトリートメント | ・素手で行う足のマッサージに抵抗があったが、利用者の足の浮腫みが気になっていたので頑張れた<br>・普段、攻撃的な利用者が静かに施術を受けていた<br>・気持ちよさそうだった<br>・施術しながら、話がゆっくりできた<br>・浮腫がある利用者が多いので、何とかしてあげたいという気持ちが強くなった<br>・ケアワーカー自身がリラックスできた<br>・時間に追われる毎日が、時間が止まったようにゆったりとした気持ちになった<br>・アロマの受け入れはよかった | ・浮腫が少し改善した<br>・血色がよくなり、足指のこわばりが改善し、柔らかく開くようになった<br>・利用者から「気持ちがよい」「ありがたい」「申し訳ない」と、思いを込めた言葉が返ってきた<br>・楽しみに待っていた<br>・喜んでいた<br>・靴下を脱がせると「クリームをつけないの？」と言うほど利用者は関心を持っていた<br>・手より足の手術の方が、マッサージをされている感覚があるようだ<br>・施術前は硬い表情だったが、終了時には穏やかな顔つきになった<br>・よいコミュニケーションで心の交流が培われ、よい信頼関係につながった |

（表2）グループホームの反応

る精油については、アロマセラピーのためのハンドブック[5]を参照いただきたい。

### 3）ハンドトリートメント

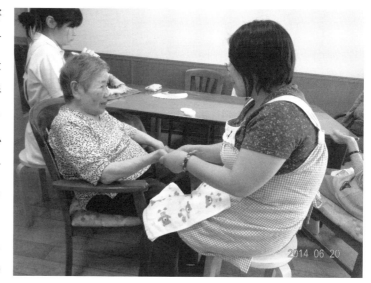

　高齢者は、抹消循環障害で手指の関節が硬直しやすく、手掌は曲がる傾向になるが、自分ではなかなか手指1本1本を丁寧にマッサージしようとする人は少ない。また、拘縮（こうしゅく）を予防するために筋肉の緊張を和らげるアロマトリートメントをすることは、有効である。介護職がエフルラージュの手技で手を密着させてゆっくりと心を込めて施術することで、距離間が近いハンドトリートメントでは、お互いが身近に感じられ、笑顔があふれ、安心感からか眠ってしまっている利用者を見て、嬉しくなっている介護職の姿が浮かんでくる。

### 4）フットトリートメント

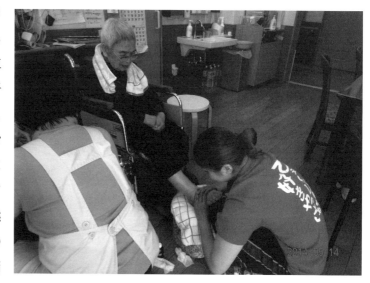

　高齢になると、はっきりとした基礎疾患がなくても下腿や足背の浮腫が目立ち、運動量が減少して椅子に座ることが多くなると、重力の影響で下腿中心にむくみが生じる廃用性浮腫になりやすい。浮腫になっている高齢者は、要介護状態の方が多く、自力で下肢の運動をする人は少なく抹消

循環障害になり、転倒するリスクも高い。また、うっ血性心不全や心筋梗塞などの心臓病や、加齢などが原因で心機能が低下すると、脚の静脈から心臓に戻る血液が戻りにくい。静脈圧が上がることでも下肢がむくみやすく、寝たきりになると沈下性の浮腫が背中側に出る。治療としては、利尿薬や強心薬などの薬物療法が中心となるが、圧迫をすることで悪影響を及ぼすことがあるため、弾性ストッキングなどの圧迫療法は要注意である。浮腫を軽減するうっ滞除去作用のある精油を用いてブレンドオイルを作り、足指1本1本を丁寧に施術し、継続的に行うことで、浮腫が和らぎ、足指が柔らかく動くようになることが転倒予防につながる。このフットトリートメントは、高齢者にとって欠かせないケアの一つと考える。

### 5）腹部トリートメント

高齢者は、肉体の衰え、食事量の減少、内臓の老化などの大腸の動きが弱くなることで起こる「弛緩性の便秘」になることが多い。さらに常用薬の副作用によっても起こりうる。そのために、下剤を使用して排便コントロールをしているのが一般的になっている。ここで問題なのが、便秘は"下剤でコントロールする思考"である。これをできれば"なるべく自分で出す思考"に切り替えていただきたい。まずは、大腸の動きが弱いのであれば、腸の蠕動運動を活発にする精油を用いたブレンドオイルで腹部トリートメントを行うとよい。腸の蠕動運動は副交感神経が優位に働いているときに活発に働くので、ストレスをためないことも重要な要素となり、アロマセラピーのリラックス効果は重要な便秘解消につながる一手である。常習性便秘の方には、おだやかな下剤と腹部トリートメントの組み合わせで排便コントロールが上手くいくのでお勧めしたい。高齢者がベッドに臥床したときに5分程度の腹部トリートメントを定期的に行うことで効果が期待できる。もちろん、この施術にはコツがあり、腹部の表面を大腸の走行に沿ってマッサージをするだけではなく、腹部から背中に回り込んで腸全体を動かそうとする手技が必要であるので施術指導を受けてほしい。

## 4. アロマトリートメント導入に向けて

制度面における高齢者介護施設、日帰りケア施設でのアロマセラピーの導入の可能性については、アロマセラピーの介護報酬の算定がない現状では、各々の施設による独自の取

り組みでしかない。アロマセラピーは、植物油や精油といった物品が必要で、その費用をどこが支出するかが課題なのである。施設側としては、儲けが出ないかもしれないことに対して施設独自のサービスとすることはリスクが伴う観点から、アロマの導入に二の足を踏んでしまい、取り付く島もないのが現状のようだ。しかし、利用者目線で考えていただきたい。筆者は、終末期のがん患者や高齢者にアロマトリートメントを2001年から行っており、長年の拘縮した手足の緊張がゆるんだり、歩行ができなかった人が歩行ができるようになったり、浴槽に入れなかった人が手すりを使用し、自力で浴槽に入ることができるようになったり、自宅内で杖歩行していた人が、杖を使用せず自宅で動けるようになったりしたのを見てきた。これらの効果からも、アロマトリートメントは心と身体と筋肉の緊張を和らげることができる。心身の緊張がゆるむことでADLが拡大し、QOLが向上する。下肢の動きが改善できれば転倒予防につながり、移乗や移動がスムーズになる。そうなれば、介護職の介護の手間が減少する。症状が少しでも改善することで最も嬉しいのは利用者とその家族であり、その喜びは、介護者に戻ってくる。現状では、まずは施設側が組織としてアロマセラピーの取り組みについて介護職と管理者がミーティングを行い、実際に効果があるという実績を積み上げることが必要となる。そして利用者と家族が継続的に施術を希望すれば、オイル代などの費用を利用者負担としてもらうことで、アロマケアは継続的なその施設の売りのケアとなる。介護職も利用者や家族から"よくなったよ、ありがとう"と言われることが仕事の励みになり、仕事のやりがいにつながり、笑顔で利用者と接することができ、ストレスも減り、退職者も減ることにつながっていくのではないかと考える。介護は、利用者と共感することで信頼関係を構築し、利用者自身も丁寧にやさしく関わってくれる人がいることで、"自分は独りぼっちではない"と思うのではないだろうか。たとえ介護職のコミュニケーション力が乏しくても、エフルラージュの手技で利用者に対し"やさしさ"と"気持ちよさ"が伝えられれば、言語的コミュニケーションを超えた穏やかな関係性が培われ育っていく。

　施設側は、オイル代の経費の拠出がもったいないと考える前に、利用者や家族に喜ばれるケアを取り入れることが、同時に介護職をも喜ばせるケアにつながることで、利用者の生きがいと介護職の仕事のやりがいにつながる可能性があることを知ってほしい。

## 5．認知症カフェ

　日本における2025年に向けての問題の一つとして、超高齢化に伴う認知症高齢者数の急速な増加がある。わが国の65歳以上の認知症高齢者の数は、2025年には約700万人

と厚生労働省は推計し、65歳以上の高齢者の約5人に1人に達すると見込んでいる。その施策として厚生労働省は、2013年度から認知症施策推進総合戦略（新オレンジプラン）として7つの柱を立て、そのうちの一つ「認知症など高齢者にやさしい地域づくり」を推進している。認知症の人の介護者の負担を軽減するため、認知症の人やその家族が地域の専門家と相互に情報を共有し、お互いを理解し合う認知症カフェの設置を推進している[4]。高齢者にやさしい地域づくりを推進するには、地方公共団体と医療や福祉の専門家が協働して、地域を巻き込みながら取り組んでいくことが必要であると考える。

　認知症高齢者を介護する家族に生じる生活問題は、認知症が進行性の障害であることや、個人差があるがゆえに先の見えない介護への不安と長期化する可能性をも見積もると、介護者にとって極めて困難な介護問題ばかりが浮き彫りとなってくる。確かに介護は、24時間365日で休暇がない。介護は一言で言えば"大変である"が、人のちょっとした何気ないやさしい行為に涙が出るほど嬉しく思うことも多い。

　そこで、Toriでは、アロマセラピーをツールとして用いて、認知症の方とその介護者の家族を対象とし、看護師や介護職のアロマセラピストがサポーターとなり、認知症認定医の医師と協力して、笑顔で楽しんでいただける認知症カフェを2016年2月から月1回の間隔で開始した。カフェは2時間でその内容は、講演、ハンドトリートメント、カフェタイムの3部構成である。認知症カフェでの講演内容は、当初、認知症に関する情報提供が必要と計画し講演を行ったが、介護者の中には、グループホームや認知症デイサービスなどの直視する情報提供を拒む人がいた。そのため、アロマセラピーを用いて楽しむことの重要性をサポーター間で再確認し、全員参加型の取り組みができるメニューに変更した。やさしく相手の背中をタッチする方法や「やさしく心をこめて触れあう」ハンドトリートメントの手技を伝えている。介護者と認知症の方がお互いにハンドトリートメントを行うことで笑いと楽しい会話の時間を持ち、参加された方々から、「こんなことしたの初めて……」という声もいただいた。はにかむ参加者の笑顔が素敵なひとときである。

　認知症高齢者や介護者が"香り"と"触れること"で、楽しんでいる笑顔をみることは、サポーター自身が嬉しくなり、逆にサポートされているような感じを受ける。笑顔にあふれ温かい雰囲気が自然に出るためには、サポーター自身が、やさしくその人を受け入れる姿勢が必要であると考える。

参考文献

1. 塩田清二（2012）『＜香り＞はなぜ脳に効くのか　アロマセラピーと先端医療』NHK 出版
2. 所澤いづみ（2015）『高齢者へのアロマセラピー』日本看護協会出版会
3. 松下正明：金川克子監修（2007）『個別性を重視した認知症患者のケア』医学芸術社
4. 厚生労働省（2015）『認知症施策推進総合戦略〜認知症高齢者等にやさしい地域づくりに向けて〜（新オレンジプラン）』
5. 日本アロマセラピー学会編（2016）『アロマセラピーのための精油ハンドブック』丸善出版

# 日常生活における
# アロマセラピーとその可能性
## ①健康管理・維持とアロマセラピー
~アディポサイエンスに基づいた生活習慣病に対するアプローチ~

前田和久

（北千里　前田クリニック）

## 要旨

アロマセラピーを健康管理・維持目的で実施するに際し、男性におけるアロマに対する認識を変革させる必要性を感じる。ストレスや不眠といった働き盛りの男性が抱える愁訴に対し、アロマセラピーを応用できるか。精神的に落ち着く快適な香りの配合からメタボの多い中年男性にいかなる施術が可能か。本節では、こうした男性への施術の機会を増やすヒントを知るために、健康管理・維持とアロマセラピーについて、われわれの行ってきた生活習慣病に対する脂肪細胞研究[1]に基づいて、以下の順に説明したい。

キャリアオイルの持つ健康増進作用
~マカダミアナッツオイルのインスリン感受性効果

エッセンシャルオイルの持つ健康増進作用
1）ペッパーミントによるアディポネクチン分泌促進の可能性
2）エッセンシャルオイルの芳香浴によるリラックス及び節煙効果

健康管理・維持とアロマセラピーの実際例
~疲労チェックステーションでの男性通勤者に対する効果~

キーワード；
日本語：メタボリックシンドローム、アディポネクチン、リポカイン、生活習慣病、未病、禁煙、疲労
英　語：metabolic syndrome, adiponectin, lipokine, lifestyle-related disease, pre-symptomatic state, smoking cessation, fatigue

# 1. はじめに

　1992年NIH（アメリカ国立衛生研究所）に発足したアメリカ国立補完代替医療センター（National Center for Complementary and Alternative Medicine：NCCAM）では、通常医療にはない新たな予防法・治療法の開発が期待され、約20年にわたり莫大な研究費が投じられてきた。それにもかかわらず、実施された病気の予防・治療を目的とした臨床試験のほとんどは思わしい結果ではなく、国民やメディアから税金の無駄遣いとして厳しい批判を受け、2014年12月、アメリカ国立補完統合センター（National Center for Complementary and Integrative Health：NCCIH）に名称が変更され、各種施術療法の総称として、補完代替医療（complementary and alternative medicine）ではなく、補完的健康アプローチ（complementary health approaches）を使い、新たな研究が実施されるようになった。

　アロマセラピーはそうした補完的健康アプローチのなかで、手技自体が極めてシンプルであるため、最も取り入れやすいアプローチの一つであり、全米の50以上の病院で導入され、超高齢化社会を迎えたわが国においても、顔の見える介護の現場のすべての職種などで導入が期待される（Clinical Aromatherapy, Elsevier 2015）。

　一方、これまでわれわれは、生活習慣病発症に際し最も重要な臓器と考えられる脂肪組織の網羅的発現遺伝子の解析を行い、脂肪細胞が多くの蛋白（アディポカイン）を産生する分泌臓器として、メタボリックシンドローム進展の中心的役割を担うアディポネクチンを分泌することを発見し、さらに細胞内の脂肪酸組成の変化に伴う強力な脂肪成分（リポカイン）が脂肪細胞から分泌され、全身の代謝恒常性を維持することも明らかにしてきた[2]。

　本節では、特に男性において健康管理・維持を図るためのクリニカルアロマセラピー施術の機会を増やすヒントを知るために、日本医療研究開発機構（AMED）の研究を中心に、われわれが検証を行った脂肪細胞研究（アディポサイエンス）に基づいたアロマセラピーの基本的なメカニズムである、経皮吸収の客観的な評価について紹介するとともに、健康管理・維持を目的に科学的知見に基づいた日常生活におけるアロマセラピーの可能性について紹介したい。

## 2. キャリアオイルの持つ健康増進作用
　～マカダミアナッツオイルのインスリン感受性効果について～

　アロマセラピーで用いられるキャリアオイルの中には、疫学的に、また栄養学的に動脈硬化性疾患の予防効果が示されている脂質を含むものが多種類あり、医療の現場で使用されている[3]。しかし、これらの脂質の経皮吸収能や血中動態、生理機能に与える影響を検討した報告は少ない。

　われわれは、インスリン抵抗性や動脈硬化の改善に関与すると報告されているリポカインの一つであるパルミトレイン酸（C16：1）に注目した。脂肪組織の構成成分である脂質の内、血中に分泌され生理活性を示す化合物をリポカインと総称する[4]。

　（筆者注：90年代後半のヒトゲノムプロジェクトにおいてわれわれがアディポネクチン遺伝子を発見した当時、アディポネクチンと並んでわれわれのデータベースで脂肪組織特異的遺伝子群にはPPARγやaP2などが含まれることが明らかにされていた[5]。筆者らが解析を行ったaP2遺伝子欠損マウスでは、脂肪細胞の細胞質内において遊離脂肪酸に結合する蛋白をKOした脂肪細胞から放出されたパルミトレイン酸が全身臓器においてインスリン作用を改善する作用を有し、後にリポカイン（脂肪細胞由来脂質）と命名された（図1）。）

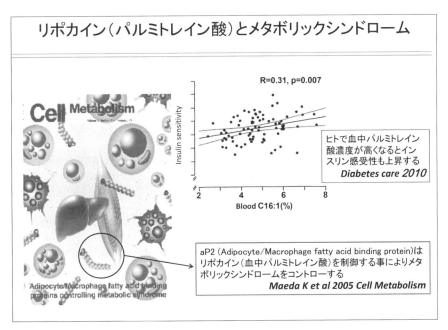

（図1）リポカイン（パルミトレイン酸）とメタボリックシンドローム

動物実験や脂質解析の結果では、リポカインは筋肉や肝臓の細胞のインスリン感受性を増大させ、肝臓への脂肪蓄積を抑制し、代謝性疾患の主原因である慢性炎症を抑制することにより、インスリン抵抗性や脂肪肝などの肥満に関連した合併症の制御に役立つと考えられている。また、臨床試験の結果から、ヒト血中のパルミトレイン酸濃度が高くなるにつれて、インスリン感受性が上昇するという報告もある[6]。マウスの研究では、パルミトレイン酸の血中濃度が高ければ、インスリン抵抗性の改善に加えて動脈硬化の進展が抑制され、寿命が延長することも報告されている[7]。

　このパルミトレイン酸は、単価不飽和脂肪酸でマカダミアナッツに多く含まれる（種実類の中で、他に比べ約30〜50倍と著明に多い）が、通常の食事からの摂取量は極めて少なく、人体内の脂肪酸としては微量成分である（図2）。

　アロマセラピーでは、こうした栄養学的に大変優れたマカダミアナッツをキャリアオイルとして使用することから、われわれは、最初に健常者を対象にマカダミアナッツオイルの経皮吸収の検討を以下のごとく行った。

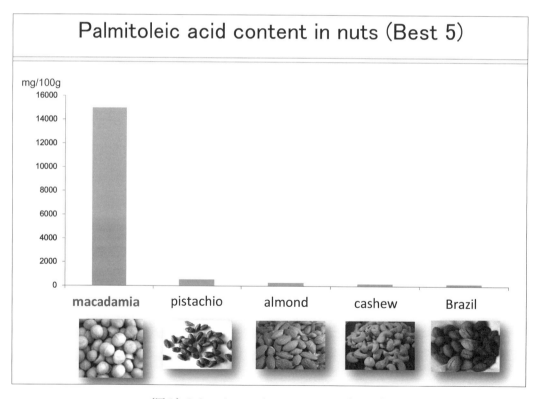

（図2）Palmitoleic acid content in nuts（Best 5）

【検討1】マカダミアナッツオイルの脂質組成

　マカダミアナッツオイル（Macadamia integrifolia）の脂肪酸量の測定を行い、吸収率の検討を行った。マカダミアナッツオイル原液とアルカリ加水分解を行ったマカダミアナッツオイル中の遊離脂肪酸を、高速液体クロマトグラフィー（HPLC）を使用して測定し、さらにマカダミアナッツオイル原液における脂肪酸の状態を薄層クロマトグラフィーにより確認した。また、血清中トリグリセリド（TG）の測定を行った。

⇒結果：マカダミアナッツオイル1ml中の脂肪酸量が、加水分解前0.43 μmol/ml、加水分解後30.7 μmol/mlで、加水分解後に約70倍に増加した。測定した炭素鎖長がC14-C18の脂肪酸組成はそれぞれ、加水分解前では、パルミトレイン酸15.4％、リノレン酸微量、オレイン酸56.1％、パルミチン酸17.0％、ステアリン酸11.5％、加水分解後では、パルミトレイン酸18.1％、リノレン酸6.1％、オレイン酸61.4％、パルミチン酸10.7％、ステアリン酸3.7％である。薄層クロマトグラフィーにおいては、HPLCで測定した結果と同様にほとんどの脂肪酸が、TGとして存在していた。

【検討2】施術後1時間におけるマカダミアナッツオイルの経皮吸収（図3）

　健常者8名（男女各4名、24～58歳）を対象にして、マカダミアナッツオイルを

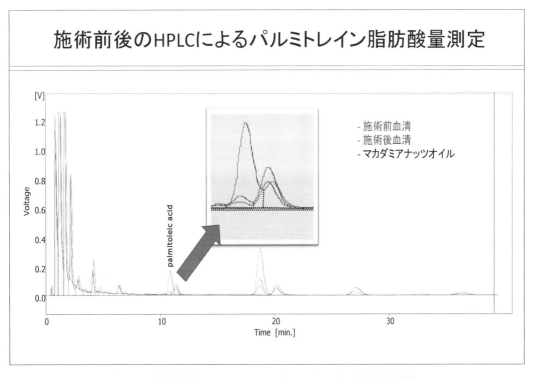

（図3）施術前後のHPLCによるパルミトレイン脂肪酸量測定

10ml 使用し、軽擦法を基本とした施術を背面、両手腕に 20 分間行った。施術前、施術後 1 時間において採血を行い以下の測定を行った。血清中脂肪酸量は、血清にマルガリン酸（C17:0）を内部標準物質として加えた後に脂質抽出を行い、遊離脂肪酸を 9-アントリルジアゾメタンで誘導体化後、高速液体クロマトグラフィーで分析し、定量した。
⇒結果：血清中の脂肪酸量は、施術後 1 時間の変化率において有意にパルミトレイン酸量が増加した（138 ± 13.1％、p=0.01）。全血清脂肪酸量（mol）；[血液量（男 75 ml/kg、女 65 ml/kg）×ヘマトクリット値（男 45％、女 40％）×体重（kg）×血清 1ml 中の脂肪酸量（mol）]における平均吸収量は、16.3 μmol/body であった。実験 1 の結果より、マカダミアナッツオイル 1ml 中の加水分解後のパルミトレイン酸濃度が 30.7 μmol/ml であったので、平均吸収率［平均吸収量 / マカダミアナッツオイル 10ml 中の脂肪酸量× 100］は、5.3％であった。

【検討 3】施術後 OGTT における血糖値（図 4）
　健常者 14 名（女性看護師、22 ～ 47 歳）を対象に、マカダミアナッツオイル群とコントロール（パルミトレイン酸の含まれていないココナッツオイル使用）群に無作為に振り分け、施術者にもオイルがわからないようにダブルブラインドで施術を行った。施術は各

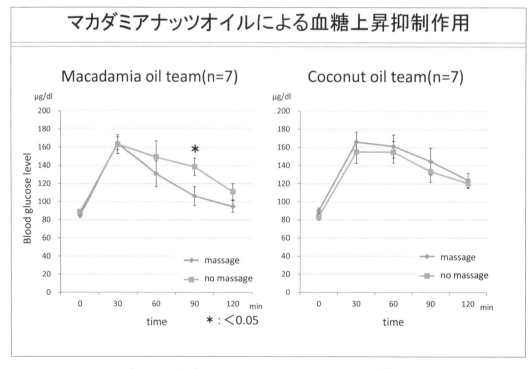

（図 4）マカダミアナッツオイルによる血糖上昇抑制作用

オイル10mlを用い、実験3と同様の方法で朝の空腹時に実施した。施術直後に75g経口ブドウ糖負荷試験（OGTT）を行い、OGTT前（0分）、OGTT後30分、60分、90分、120分の血糖値測定を行った。また、別日にアロマセラピーを一緒に行わないOGTTを実施し、それぞれの群で血糖値の比較を行った。

⇒結果：マカダミアナッツオイル群においては、施術により糖負荷後90分の血糖値が有意に低下した（p<0.05）。ココナッツオイル群では、血糖値に有意な差はなかった。

　以上から、マカダミアナッツオイルはマッサージ後にTGから遊離脂肪酸に分解され、有意に血中にリポカインとして吸収されることが明らかになった（図5）。また、アロママッサージ後にOGTTを行ったところ、マカダミアナッツオイルを使用すると有意に血糖値が減少した。これにより、経皮的に吸収されたリポカインが血中で効能を発揮できることが確認された[8]。

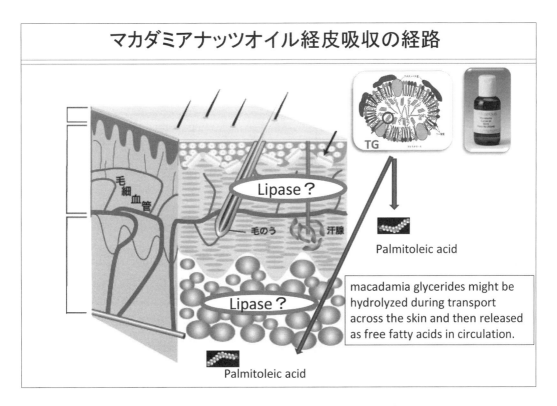

（図5）マカダミアナッツオイル経皮吸収の経路

# 3. エッセンシャルオイルの持つ健康増進作用

## 1）ペパーミントによるアディポネクチン分泌促進の可能性について

前項でも述べたアディポネクチンは、脂肪細胞由来の善玉アディポサイトカインであり、発見以来20年以上が過ぎ[1]、2016年10月現在、PubMed上アディポネクチンで検索される論文数は実に15,000件を超えるに至った。また、アディポネクチンは抗糖尿病、抗動脈硬化作用を有し、その血中濃度は肥満症や糖尿病、冠動脈疾患の患者において低下しており、メタボリックシンドロームのみならず、生活習慣病型がんやアンチエイジングとも密接に関連することが明らかにされている（図6）。

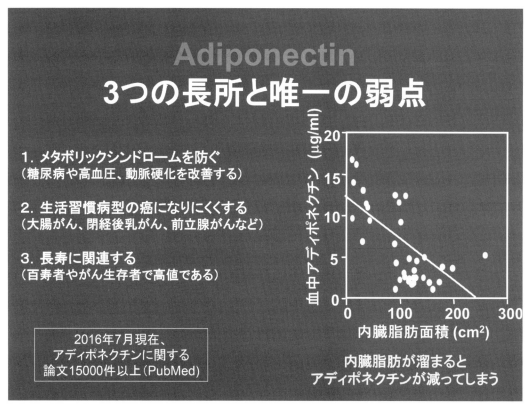

（図6）アディポネクチンの長所と弱点

われわれはこれまで、大阪大学で開発された再生医療技術を用い、脂肪組織中の脂肪幹細胞をターゲットとした食品、アロマオイルや漢方等のスクリーニングにより、アディポネクチンの分泌能を促進させる成分の探索、およびテーラーメードによる人での検証を

試みてきた。以下に、各種エッセンシャルオイルによるアディポネクチン分泌促進効果の評価を行ったので紹介する[9]。

使用した細胞はヒト脂肪組織由来幹細胞（Adipose Derived Stem Cell; ADSC）である。腹腔鏡下胃袖状切除術（Lap Sleeve Gastrectomy : LSG）で採取された余剰皮下脂肪組織をリン酸緩衝生理食塩水（nacalai tesque）で数回洗浄し、血管を取り除きながらハサミを用いて細断し、0.1％コラゲナーゼ type II 溶液（Sigma-Aldric）へ加える。37℃で撹拌しながら1時間インキュベートした。その後 cell strainer（BD Falcon）でろ過し、遠心分離した。遠心分離により得られた ADSC を Preadipocyte Medium（PM-1, Zen-bio Inc）を用い、37℃,5% $CO_2$ インキュベータで培養した。

精油はイランイラン（Cananga odorata）、グレープフルーツ（Citrus paradisi）、サイプレス（Cupressus sempervirens）、ジュニパーベリー（Juniperus communis）、ヒノキ（Cupressus sempervirens）、ペパーミント（Mentha piperita）、マンダリン（Citrus reticulata）、ラベンダー（Lavandula angustifolia）、レモン（Citrus limon）、ローズマリー（Rosmarinus officinalis）の10種（いずれもハイパープランツ株式会社）を使用した。精油暴露は最終濃度0.67％および0.067％とし、0.067％はジメチルスルホキシド（DMSO）を用いて希釈した。

各種精油20サンプルを分化させた ADSC に添加し、46時間後に細胞上清を回収し、上清中アディポネクチン濃度を AlphaLISA human adiponectin assay（Perkinelmer 社製）を用いて測定した。

⇒結果：各種精油におけるアディポネクチン分泌促進効果のスクリーニング（図7）

LSG 時に採取された余剰皮下脂肪組織から単離された ADSC を用いて、各種精油におけるアディポネクチン分泌促進効果の評価が可能かどうかを検討した。その結果、48時間後のアディポネクチン分泌量はほとんどの症例のペパーミント精油において、他の精油と比較すると高い結果となった。

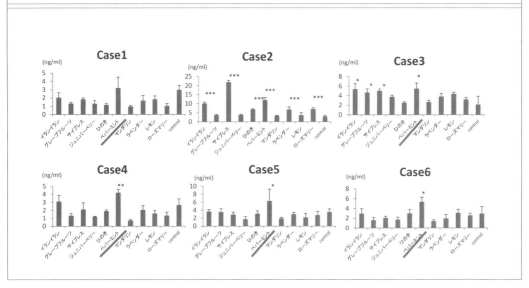

（図7）各種精油によるアディポネクチン分泌促進効果

　ペパーミントはヨーロッパ原産の多年生ハーブで多くの国で栽培されており、葉およびその抽出された精油は食品、化粧品、医薬品などに使用されている。ペパーミント精油は過敏性腸症候群、非潰瘍性消化不良、緊張性頭痛などに効果があることが報告されているが、肥満に対しての効果はいまだ証明されていない。

　今回使用したペパーミント精油の成分は、メントールが約30.31%と一番多く含まれている。メントールは褐色脂肪細胞において、プロテインキナーゼA（PKA）のリン酸化を有意に増加させるという報告がある[10]。p-PKAレベルが増加すると、転写因子であるcAMP-response element binding protein（CREB）が活性化し[11]、活性化したCREBがアディポネクチン遺伝子の発現を増加させることが知られている[12]。これらのメカニズムによって、肥満患者由来の脂肪細胞がペパーミント精油によりアディポネクチンの分泌が増加した可能性を示唆している（図8）。

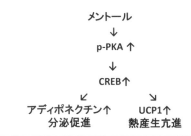

(図8) メントールによるアディポネクチン分泌メカニズム

## 2) エッセンシャルオイルの芳香浴によるリラックスおよび節煙効果

以上から、経皮吸収されるエッセンシャルおよびキャリアオイルによる生活習慣病者への抗メタボ効果が期待できると考えたため、次にわれわれは、多くの男性労働者を抱える企業での産業医活動の一環として、製造業男性工場労働者を対象に芳香浴での意識調査とストレス軽減の効果検討を行った[13]。

某事業所（製造業）男性社員109名（20～60代）に対し、以下の好みのエッセンシャルオイルを選択させた。ムエット（試香紙）により社内および自宅にて1週間の芳香浴体験を実施し、体験後効果をアンケートにて評価した。

材料：男性が公共の場でも芳香体験がしやすいように柑橘系のベルガモット（Citrus bergamia）をベースにし、食欲調整、気分高揚作用のあるグレープフルーツ（Citrus paradise）と精神安定作用のあるサイプレス（Cupressus sempervirens）を選択した。① CY：サイプレス＋ベルガモット＝1：4、② GR：グレープフルーツ＋ベルガモット＝3：2で配合し0.5mlずつ分注して供与。
アンケート内容：1週間の体験後、①リラックスできたかどうか、②期待する効果があったかどうか、③喫煙者に対し節煙効果があったかどうかの評価を行った。

⇒結果：体験後評価はサイプレス（CY）群において期待通りの効果があったという解答が多く（CY：54.0%、GR：28.8%）、身体の変化としてリラックス効果があったとする回答もグレープフルーツ（GR）と比べてCY群で高かった（CY：84.0%、GR：30.5%）。また、興味深いことに喫煙者においてもCY群でより節煙効果が確認できた（表1）。

　ストレスの多い男性労働者に芳香浴導入を行った。サイプレスを中心にリラックスを感じながら、効果は期待通りと半数近くの回答があった。一般にグレープフルーツが選択される傾向にあるが、期待通りの効果が見られたのはサイプレスであった。社内での取り組みを行えば、アロマテラピーは産業医活動の有用な手段となることが示唆された。

|  | 全体 | リラックス | 期待していた効果あり | 期待していた効果なし | わからない | 喫煙者 | 節煙効果あり |
|---|---|---|---|---|---|---|---|
| CY | 50 | 42<br>84.0% | 27<br>54.0% | 0<br>0.0% | 23<br>46.0% | 27 | 27<br>100.0% |
| GR | 59 | 18<br>30.5% | 17<br>28.8% | 3<br>5.1% | 39<br>66.1% | 40 | 28<br>70.0% |

(人)

CY：ベルガモット＋サイプレス（*Cupressus sempervirens*）＝4：1、GR：ベルガモット（*Citrus bergamia*）＋グレープフルーツ（*Citrus paradise*）＝2：3

（表1）芳香浴体験後の効果の実感について

# 4. 健康管理・維持とアロマセラピーの実際例
## ～疲労チェックステーションでの男性通勤者に対する効果～

　機能がますます高度化・複雑化・多様化する"大都市で働くオフィスワーカー"は、若年から高齢者に至るまで非常に年齢層が広く、多忙なオフィスワークによるストレスや疲れを感じながらも、日々の業務に追われている。自らの健康を省みる機会を失っている。このような状況については、定期的な健康診断だけでなく、個々人が日々の健康状態や生活情報を非侵襲で簡単、気軽にチェックできる環境を整備することが、重要である。

　そこでわれわれは経済産業省プロジェクトの一環として梅田北エリア特区内の男性通勤者を対象に、のべ205名を対象とした疲労チェックステーションでのサクソンテスト変法による唾液中アディポネクチン測定を行った。生活習慣病者のスクリーニングとして実施した低アディポネクチン唾液症者（<4 ng/ml）へのアロマセラピーによる介入を、これまでメカニズムを明らかにしてきたキャリアオイルとエッセンシャルオイルの知見に基

づいて、以下のごとく実施したので紹介する[14]。

マカダミアナッツオイル（Macadamia integrifolia）にサイプレス（Cupressus sempervirens）0.5％＋ペパーミント（Mentha piperita）0.5％、50mlを4週ごとに2回、計8週間提供し、セルフトリートメントを行うよう指導した。また、継続率を記録し、体重、体脂肪率、筋肉量を体成分分析器・体脂肪計により測定した。

⇒結果：疲労チェックステーションで特に食事由来の脂肪摂取に問題のあった31名の男性通勤者（平均年齢41.1歳）に対し、上記セルフトリートメントは4週後23名（74％）、8週後21名（68％）がフォロー可能であった。フォロー中に筋肉量、収縮期血圧において改善が認められた（表2）。筋肉量は、増加（22.4kg→22.8kg→22.6kg、p<0.01）が確認できた。収縮期血圧は、減少（135.9mmHg→131.3mmHg→133.5mmHg、p<0.05）が確認できた（表2）。また、同時に実施したライフスタイルのセルフアセスメントにおいて、アロマセラピーによる介入は生活習慣、特に食事内容の中で良質なオイル摂取に結びつくことを確認することができた。

|  | 介入前 | 4週後 | 8週後 |
| --- | --- | --- | --- |
| 体重(kg) | 67.5±1.5 | 67.8±1.5 | 67.7±1.6 |
| BMI | 23.2±0.4 | 23.3±0.4 | 23.2±0.4 |
| 体脂肪率(%) | 76.7±0.7 | 75.7±0.7 | 74.5±0.5 |
| 筋肉量(kg) | 22.4±0.5 | 22.8±0.5** | 22.6±0.5 |
| ウエスト(cm) | 84.1±1.4 | 83.2±1.3 | 82.7±1.4 |
| 収縮期血圧(mmHg) | 135.9±2.7 | 131.3±2.4* | 133.5±2.8 |
| 拡張期血圧(mmHg) | 84.0±1.4 | 86.9±2.3 | 85.6±1.5 |
| 唾液中アディポネクチン(ng/ml) | 7.7±2.0 | 6.7±1.5 | 7.2±7.2 |

*p<0.05, **p<0.01 vs 介入前

（表2）通勤者へのアロマオイル供用後の体指数の変化

男性通勤者を対象にブレンドオイルを使用することにより、実際に約70％の人が継続して使用できた。また、一過性ではあったが収縮期血圧の有意な低下が認められ、様々なライフスタイルの改善が行動変容につながり、さらなるアロマオイルの持つ可能性が示唆された[13]。

## 5. 最後に

　以上、本節では、生活習慣病発症の前段階である未病または健常人に対して、アディポカインおよびリポカインを応用したアロマセラピーによる臨床的アプローチとして、1）マカダミアナッツキャリアオイルのインスリン感受性効果、2）ペパーミントエッセンシャルオイルによるアディポネクチン分泌促進の可能性、3）サイプレス芳香浴によるリラックスおよび節煙効果について述べ、実際の健康管理・維持例として4）疲労チェックステーションでの男性通勤者に対する効果について紹介した。

　最初に述べたごとく、過剰な Evidence-based Medicine に対する期待により、米国では統合医療の概念そのものが崩壊しつつある。今後は、わが国発の新たなクリニカルアロマセラピーの新時代を迎えるために、Mechanism-based Medicine としての Art とも呼ぶべきアロマセラピーの導入が期待される。


参考文献

1. Maeda.K, et al（1996）「cDNA cloning and expression of a novel adipose specific collagen-like factor, apM1（AdiPose Most abundant Gene transcript1）」『Biochem Biophys Res Commun. 1996 Apr 16;221（2）』pp.286-289

2. Maeda.K, et al（2005）「Adipocyte/Macrophage Fatty Acid Binding Proteins Control Integrated Metabolic Responses in Obesity and Diabetes」『Cell Metabolism vol1』pp.107-119

3. Walter.C.Willet 著・前田和久訳（2003）『太らない、病気にならない、おいしいダイエット　ハーバード・メディカル・スクール公式ガイド』p.370、光文社

4. Cao.H, et al（2008）「Identification of a lipokine, a lipid hormone linking adipose tissue to systemic metabolism」『Cell. 134（6）』pp.933-944

5. Maeda.K（2007）「Role of adiponectin and adipocyte fatty acid binding protein in the metabolic syndrome」『Diabetes Res Clin Pract 77S』pp.17-22

6. Stefan.N, et al（2010）「Circulating Palmitoleate Strongly and independently Predicts Insulin Sensitivity in Humans」『Diabetes Care 33（2）』pp.405-407

7. Boord.J.B, et al（2004）「Combined Adipocyte-Macrophage Fatty Acid–Binding Protein Deficiency Improves Metabolism, Atherosclerosis, and Survival in Apolipoprotein E–

Deficient Mice」『Circulation. 110（11）』pp.1492-1498

8.M.Sakaue, et al（2012）「Absorption of lipid components in macadamia nuts career oil with special reference to a lipokine, palmitoleate」『International Journal of Professional Holistic Aromatherapy 2012.1（3）』pp.29-34

9.Matsumoto.M, et al（2015）「Promoting effect of adiponectin secretion with various essential oils International Journal of Professional Holistic Aromatherapy」『International Journal of Professional Holistic Aromatherapy 2015.4（2）』pp.37-42

10.Shuangao.Ma, et al（2012）「Activation of the cold-sensing TRPM8channel triggers UCP1-dependent thermogenesis and prevents obesity」『Journal of Molecular Cell Biology』

11.Lonze.B, et al.（2002）「Function and regulation of CREB family transcription factors in the nervous system」『Neuron』

12.Hyun.Bae.Kim, et.al（2010）「cAMP-response element binding protein（CREB）positively regulates mouse adiponectin gene expression in 3T3-L1 adipocytes」『BBRC』

13.阪上未紀他（2014）「マカダミアナッツオイルを使用したアロマテラピーの影響―メタボリックシンドローム予備軍へのアプローチ―」『アロマテラピー学雑誌 14（1）』pp.8-14

14.Hsiaoyun.Lin, et al:（2014）「Molecular Expression of Adiponectin in Human Saliva」『Biochem Biophys Res Commun. 2014 Mar 7;445（2）』pp.294-298

# 日常生活における
# アロマセラピーとその可能性
# ②食生活と香りとアロマセラピー

中山桜甫

〔社会学博士・栄養士・料理研究家〕

## 要旨

おいしさは直接舌の上で感じる味覚と鼻で感じる匂い、歯で感じる食感の三要素から構成され、その中の「匂い」を掘り下げることで、おいしさを科学することができる。人は進化とともに文明を発達させつつ、動物とは違った嗅覚を進化させてきた。食品の匂いは多種の匂い物質で構成されており、多いものでは数百以上になる。どんなに味蕾が敏感でも、匂いがなければ食品の芳醇な味わいやコクなどを感じることはできない。食品の「好ましい匂い」は、調理などの加熱、酵素、微生物の働きで生じるが、この匂いが味や食感とともに脳に記憶され食欲にも影響する。生きることである「食」の「おいしさ」に、嗅覚は非常に大きな役割を果たしている。

キーワード；
日本語：匂い、味覚、嗅覚、発酵、腐敗、感性満腹感、オキシトシン
英　語：smell, the sense of taste, the sense of smell, fermentation, decomposition, sensibility feeling of fullness, oxyntocin

## 1. おいしさと匂いの関係

### 1）おいしさを科学するはじまり

　おいしさは直接舌の上で感じる味覚と鼻で感じる匂い、歯で感じる食感の三要素から構成され、そこからさらに広がっていき、食べる人の感覚、生まれ、育った環境までも影響している。その三要素の中の「匂い」を掘り下げることで、おいしさを科学することができる。

　匂いは香りとも表記されるが、食品の場合は匂いと表記する傾向にあるため、以下、本論では匂いの表記とする。

### 2）おいしいと感じているのは風味であり、風味を作る匂いは何万種類もある

　匂い成分は分子量300以下の揮発性化合物であり、分子内に官能基や不飽和結合を有している。匂いは鼻粘膜の嗅粘膜にある嗅覚受容体により知覚される。ヒトでは400近い受容体が確認されているが、一般的な動物に比べてかなり少ない。

　動物は危険回避や種族保存のための生殖に関連するためと考えられ、ヒトの感覚の中で最も退化した感覚といえる。

　匂いには吸気で感じるものと呼気で感じるものがある。

　ラテン語でオルソネーザル（Orthonasal smell）とレトロネーザル（Retronasal smell）という嗅覚経路があり、オルソネーザルは吸気に伴う感覚・鼻に生じる一般的な嗅感覚であり、レトロネーザルは口中香・呼気に伴う風味の感覚である。人が食べ物を識別するのは、一度食べた（喉を通った）食物が鼻に戻ってくる風味、つまりはレトロネーザルによってであり、レトロネーザルの発達は火を使って調理すること、発酵など菌の働きによってもたらされている。

　舌が感じる五味のセンサーは舌の「味蕾」で、呈味成分との直接接触であるのに対し、嗅覚は漂う匂い物質を接触せずに情報を得る。この遠隔性の感覚は人間のみならず、動物が生命を維持するために不可欠な機能であり、縄張り、生殖行動、縄張りの確保、コミュニケーションなどにも重要である。

　鼻がつまっていたり、鼻をつまんで何かを食べても、おいしいと感じられず、何を食べているのかさえわからないときがある。「おいしい」つまり味覚に関して、嗅覚は大きな役割を担っており、匂い、香りがあるからこそ、素材の味を引き立て、風味を重視するこ

とで料理人の技術も向上させることができた。

　食と匂いの関係を探ると、和食や和食文化の繊細な思いやり、おもてなしの心さえも見えてくる。

　当たり前のようにおいしい匂いを受け止めているが、奥の深さが見えてきた。

## 2．匂いの機能

### 1）人間の智恵、動物との違い

　嗅覚は視覚、聴覚、味覚、触覚と同じように、種族保存・生命維持のために危険を予知し、回避する本能が先にあり、進化とともに道具や火を使ったりして文明を発達させてきた人は、動物とは違った嗅覚を進化させてきた。

　動物の鼻が長いのは地面に近いところにあり、雑菌を吸わないための浄化フィルターが必要となったためといわれており、人間は二足歩行をするようになったために地面から遠くなり、空気浄化の必要が薄れたために鼻が短くなった。そのため、呼吸器の嗅上皮の嗅覚受容体の数も減少し、これが動物の嗅覚が鋭い理由の一つである。

　人が動物とは違った嗅覚を進化させたことは、鼻の長さだけでなく、人間が火を使って調理するようになり、後天的に風味という感覚を覚えたことにもある。

### 2）匂いという感覚の役割

　味覚は「旨い」「おいしい」「不味い」だけでなく、口に入れた食物が食用に適しているか、人体に有益かどうかなどを判断する役割も担っている。

　おいしさは舌の上の味蕾細胞で感じる基本五味（甘味・塩味・酸味・苦味・旨味）に辛味、渋味の味覚に加えて、鼻の奥の上部にある嗅上皮という嗅覚センサーで感じる匂いが大きく関係してくるといわれている。

　基本五味の最後の旨味は東洋の味でアミノ酸に代表される味覚であり、現在においては世界中の専門家が認める味である。この味覚と嗅覚によって「風味」を感じることができる。生まれ育った環境や食習慣などで、おいしいと記憶している嗅覚に違いがあっても、この風味なくしては味覚は半減してしまう。

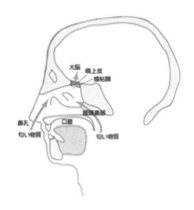

鼻孔や口から入った匂い物質は嗅上皮の粘膜部分を通過し、嗅覚受容体に結合し、その信号が脳に伝わって匂いとして感知するとされている。

味覚という舌に直接接触して得られる感覚と空気中に漂う、または口から抜けていく呼気で感じる匂い物質が重なって風味という奥深い感覚が生まれ、おいしさを構成する（味覚受容体に関しては専門外なので詳しい説明は省く）。

余談になるが、旨味について触れると、和食の四大だしとして、鰹節、昆布、椎茸、いりこ（煮干）が挙げられるが、すべてが干物であり、旨味を引き出すために浸水温度、浸水時間、浸水方法、加熱温度など、調理人らが培ってきた旨味を引き出す経験と工夫が必要になる。これは化学的にも証明できることで、だしの主成分であるアミノ酸類は、両性電解質であり、緩衝作用によってイオンの解離度が変わることで、独特の旨味を構成しているといえる。

## 3）匂いという言葉について

匂いという表現の意味は幅広く、曖昧さもあるが、一般的にはよい匂いを「香り」、不快なものを「臭い」と表現することがあるため、その両方を統一して、食関連では「匂い」と表現することが多い。

英語ではさらに表現が多く、匂い = smell・oder、香水のような香り = fragrance・perfume、食べ物などの空気中に漂う匂いを aroma、食べ物を口にしたときに感じる匂いを flaver といい、前述の風味は flaver と同じ意味になるが、食品学においては味と匂いと舌触りの3つの要素をまとめて flaver と表現し、香料や調味料などの匂いも flaver に含まれている。

食品の匂いは多種の匂い物質で構成されており、多いものでは数百以上になり、コーヒー

やお茶、ココアなどの嗜好飲料は多くの匂い物質によって独特の匂いが構成されている。匂い物質は種類が多いため（20万、30万ともいわれている）、濃度で感じる匂いに変化があり、構成されている比率が違えば匂いも変わる。

例えば、悪臭として名高いインドールは希釈することで花の香りになるため、香水などにも微量ながらも使われている。

日本語の「香」という文字は「金木犀の香りが漂っている」「この煎餅は香ばしい」「レモンの爽やかな香り」などとよいイメージを連想させる使い方をされ、「臭い」を使えば「腐りかけた魚の臭い」「ネギの臭い」「加齢臭」「酒臭い」などと悪いイメージで使われている。

## 4）感性満腹感

ヒトは元々、物理的な満腹感とは別の「感性満腹感」というもので食行動が調整される。感性満腹感というのは、摂取した食品の見た目、味、食感、匂いなどの五感によるもので、「おいしいものを食べた」という記憶となり、それが蓄積されて、その記憶の中でも匂いが強く思い出され、食行動につながっていく。

匂いが食欲や食行動に関係しているということは、食欲がなくなった人や唾液が出づらくなって介護食が必要となった人の対策にもなり、逆にダイエットを必要とする人の食欲を鎮静させたり、撃退させる効果も匂いで作ることができる。

食欲は交感神経に支配されており、交感神経が興奮すると食欲は低下し、鎮まると食欲は増える。おいしいものを食べたときの匂いは交感神経を鎮めて食欲を増進させ、悪臭はストレスとなって交感神経を緊張させて食欲を減退させるということが証明されているが、おいしいものと記憶された匂いでも、同じ風味の食品を摂り続けていると好ましい記憶が薄れる場合もあり、好ましくないと記憶されても、時間の経過によって復活する場合もある。

余談になるが、香草類の香りが興奮や鎮静に影響することでアロマセラピーに利用され、ローズマリーやカカオには集中力を高めることも近年、注目されている。

匂いによるダイエットとして一般的なのは、グレープフルーツ、キンモクセイ、バニラ、シダーウッド、サンダルウッド、パチュリーなどがある。中でも特にグレープフルーツの香りに含まれるヌートカトンは自律神経を制御する働きがあり、中性脂肪の分解を促進し、食欲を抑制することが知られており、バニラは空腹のときに嗅ぐと空腹感が減少し、キンモクセイの香りに含まれるオーキシンにも食欲抑制効果があるといわれている。また、香草のフェンネルにはデトックス効果があることが知られてるが、食欲抑制効果もあるた

め、欧米では人気のハーブでもある。

## 5）加熱・発酵で生まれる匂い

　「好ましい匂い」の食品の匂いは、調理などの過熱、酵素・微生物の働きで生じる。果実や香草類が元々持つ匂い、熟すという自然の流れで酵素が揮発成分に変化させる匂いもあり、味噌、醤油、チーズ、ワイン、納豆などの匂いは発酵と醸造の過程において微生物の働きで生まれる匂い、また、醤油のように醸造後の火入れで独特の風味に幅ができるもの、ワインやウイスキーなど熟成させる樽の香りが加わって独特の匂い（芳香）となるものがある。

　煎茶に対して抹茶は数ヶ月熟成されてから作られるため、煎茶に比べて旨味と芳香が豊かになり、煎茶と同じ茶葉でもウーロン茶、紅茶は茶葉の酵素で発酵させることによって独特の香りになる。

　また、匂いと密接な関係のある食感に関しても、パンやチーズのように発酵の仕方や発酵菌によって硬さが変化し、風味が分かれるもの、畜肉、魚などは加熱方法によって柔らかさや香ばしさなどを変えることができ、おいしいの範囲を広げることができる。

　でんぷん類の加熱で生じるアルファ化や加熱によって消化吸収がよくなるとともに、独特の匂いが形成され、食品や調味料を混ぜて加熱することでさらにおいしい香気が漂う。

　新鮮な魚介類、肉などにはほとんど匂いはないが、鮮度が落ち始めると生臭い匂いを放ち始める。この生臭い匂いの一部はトリメチルアミンを主体とする匂い物質から生じているが、魚介の旨味成分や細菌や酵素の作用が原因となっている。肉の生臭い匂いは主に低級脂肪酸や脂肪酸の酸化が原

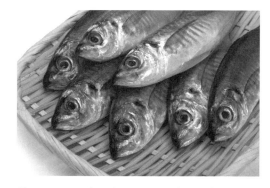

因となり、特有の匂いを持つ羊肉は、カプリン酸・ペラルゴン酸という脂肪酸の匂いによるものである。

　これらの生臭さを持つ畜肉類や魚介類は加熱をすることで、心地よい香りになる。焼いたときの香ばしい匂いは、肉に含まれる糖とアミノ酸が加熱によって反応して起きるアミノ・カルボニル反応（メイラード反応）によるもので、香ばしい匂いとおいしそうな焼き色をつける褐色細胞（メラノイジン）を生成する。

　アミノ・カルボニル反応による代表的な加熱香は、窒素化合物のピラジン類である。

焼いた魚、肉類、野菜類、焼きたてのパン、淹れたてのコーヒー、ココア、炒ったゴマなどもピラジン類が関係している。

砂糖を焦がして作るカラメルの匂い成分は、マルトールやシクロテンなどで、これにアミノカルボニル反応で生まれた香りを加えるとうなぎの蒲焼や焼き鳥、みたらし団子のようにさらに香ばしい香りとなり、食欲をそそる。

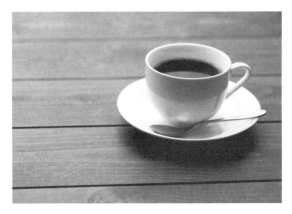

同じ加熱でも揚げ物や餃子などの鉄板での過熱で生まれる匂いはディープフライフレーバーといって、たっぷりの油を要することから、健康を維持するためには摂取方法に注意が必要である。加えて、おいしい匂いが食欲増進につながるからと、揚げ物、炒め物、オーブン、グリルなどによる高温過熱調理をすることで、AGE（終末糖化物質）が大量に発生する調理をしたものを連日摂取するのは要注意である。

茹でる、蒸す、煮るなどの調理温度の低い料理と組み合わせてAGEの蓄積を工夫することが求められている。

おいしさは味と匂い、食感、温度、色、盛り付け（外観）などの多くの情報によって形成され、それぞれの情報が脳の記憶と照合されておいしいと判断するものであるが、嗅覚は非常に大きな役割を果たしている。

## 6）メラノイジンの効果

人体を生成する上で必要不可欠な成分のアミノ酸と体内に取り込まれた糖質が結合してできるのが、メラノイジンという物質である。

プリンやプラリネなどのスイーツに使うカラメルはソースやビール、コーヒー、醤油などに含まれる色素成分でもあり、加熱したときに出る焦げの部分にも含まれる。

焦げる過程をメイラード反応といい、メイラード反応というアミノ酸の$NH_2$と糖の$CHO$が反応して着色した高分子がメラノイジンである。

メイラード反応の経過のメカニズムは非常に複雑で、完全には解明されてはいないが、最初の反応の段階はアミノ化合物のアミノ基と糖質の還元基が結合する反応であること、その後、次々と複雑な反応が起きて結果的にメラノイジンという褐色の物質ができる。メイラード反応は温度が高いほど早く進み、pHは6.5～8.5で最も早く進む。

メラノイジンはお焦げの成分であるため、活性酸素の一つである。活性酸素といえば、体に悪い影響ばかりが取り上げられているが、フリーラジカルの中には、メジカルスカベンジャーといって、不安定なものを安定したものに変える働きを持つものがあり、その一つがメラノイジン。メラノイジンは抗酸化力に優れ、生活習慣病に効果があるという研究が進んでいることも追記しておく。

## 7）食欲に大きく影響する「匂い」

　食べ物の心地よい匂い・香りには味覚以上に文化的な差があるものの、心地よいと記憶したもの、おいしいと感じた匂いがあることで食欲は増し、極端には食欲はないが、心地よい匂いのために口にしてみようという食事誘導につなげることができる。

　逆に、不快な匂いは食欲を減退させるのみならず、人体に危険を及ぼす危険信号となっている場合も多い。

　食べ物の中にはわざわざ腐らせて、または発酵させてその風味を味わうものがあり、ある人には心地よい匂いであっても、他の人にはただただ臭いだけのものになる場合がある。

　腐敗と発酵は同様の現象であるが、その結果が人間にとってよいものであれば発酵、よくない場合の多くは腐敗という。

　発酵、腐敗は微妙な区切りで、ある者には許容範疇で発酵と感じ、ある者には腐敗と感じさせるものがある。これは、育った環境が左右する場合が多い。

　発酵と腐敗の「におい」の文化の差でいえば、日本の「くさや」「鮒鮓」「納豆」などは日本国内でも土地柄や習慣によって、匂いになったり臭いになったりする。

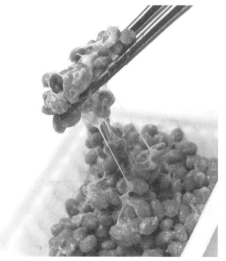

　世界的に見ると、スウェーデンのニシンの缶詰「シュール・ストレミング」はアスバスターという機械で測ると（単位（Au））8.070Au、韓国のエイ料理「ホンオ・フェ」が6.230Au、ニュージーランドのチーズの缶詰「エピキュアーチーズ」は1.870Auで、日本で臭いといわれている「くさや」は焼きたてでも1.267Au、「鮒鮓」は488Auと可愛いものである。

### 8）おいしいを感じる要因に匂いは欠かせない

　どんなに味蕾が敏感でも、おいしさを感じるためには匂いが必須アイテムとなる。

　コーヒーやカレーなどを鼻をつまんで食べるとわかるが、舌だけでは芳醇な味わいやコクなどを感じることはできない。

　なぜ、香りがないと芳醇な味わいやコクを感じないのか。

　人間の舌には甘味、酸味、塩味、苦味、旨味の5種類に対応する味覚受容体があることは前述の通りだが（辛味に反応する受容体はない）、味覚受容体はいずれも複数・多種の化学物質と反応し、化学物質によって反応の強さが異なる。味覚神経によって脳に届いた信号は反応したかしなかったの＝0.1のどちらかしかない。反応が強ければ、信号は強い信号であるが、弱ければいくつかまたは多くの信号が集まらなければ、伝達されない。同じ塩味でも、強いものは塩辛いと信号がすぐに送られるが、薄味の場合は甘く感じ、塩味とは感じ難くなる。

　味覚受容体の感度や味覚神経への伝達は食べ物の温度や体温によっても変化する。温度が下がると塩味は強くなり、甘味は温度が上がると強く感じられる。

　辛味に関しては味覚ではなく、皮膚に対する刺激「体表感覚」であるため、味の成分五味に含まれない。

　舌がセンサーで味は脳が作っていると考えればわかりやすく、脳は情報を基に多くの味を識別する。例えば、日本茶、コーヒー、紅茶、日本酒などから「におい」を除いてしまうと、その味は半減し、価値のないものになる。また、飲み物は器に注がれた完成品となったものが発する匂いの他に、満足のいく仕上がりになっているかどうかの完成度を嗅ぎ分けることもでき、また、完成品を作る過程での焙煎、ドリップ時の匂いも味わいに必要な要素となる。

## 3．味覚の地域による違い

### 1）味覚・嗜好においての地域差

　ベースになる味覚は世界的に共通しているといえるが、高度の味覚や風味は地域や民族によって異なる。前述の発酵などのように匂いでも地域差はあるが、匂いを加えての味覚にも地域差が見られる。

当初は世界共通の味覚を甘味、塩味、酸味、苦味の4つとしていた。しかし、日本人により提案された「UMAMI」が認められて基本味は5つとなった。

　1908年、池田菊苗氏によって昆布だしのうま味成分グルタミン酸を結晶化することに成功し、鈴木三郎助が実用化。その後、工業化され、改良されて現在のうま味調味料となった。

　味覚受容体は人間共通のものと考えられるが、生まれ育った土地の特産品や調味料、流通によっても、味覚感度に影響が出て、嗜好性にも変化が出ていると考えられる。

　例えば、大手食品メーカーのインスタントラーメンでは、九州、関西、関東とだしの種類や風味に地域性の変化がつけてあったり、同じ料理名でも使うだしや調味料が地域性によって変わっている。

　地域差に加え、職種による嗜好、年齢、体調によっても嗜好に変化が加わる。

　子どもの頃に嫌いだったもの、食べるのが苦手だったものが大人になってから好きになったりすることは日常的に見られ、これは食の経験を積むにつれての感覚の受容性の広がりであるとされ、味の学習ともいえる。

　すなわち、① 安全学習：最初に食べて安全を認識した場合
　　　　　　② 嫌悪学習：最初に不快な感じを経験した場合
　　　　　　③ 嗜好学習：摂取時に快感を覚えたり、団欒などの楽しい気分を味わった場合
　　　　　　④ 弁別学習：料理人や材料についての詳細な情報に基づき味の差別する場合

など、食の摂取時の経験による。

## 2）素材との融合で生まれる和食の匂い

　和食、洋食、インド、タイなどの料理の違いは「におい」で明らかに違うものがある。

　日本料理は基本的には素材の持ち味を生かして、その素材と素材、または調味料の組み合わせで楽しめるため、奥の深い味わいが感じられるが、洋食、インド、タイ料理となると香辛料で素材の味を変えたり、香草で臭みを抜くことが多いため、素材の味を楽しむことは難しいものが多い。

　洋食の場合は一般的には足し算の料理と言われるが、和食の場合はうま味を引き出して調和させる料理と言われている。

　日本料理がよいというのではなく、生まれながらにして日本料理を食べてきた世代と、

育つ環境の中で洋食や、ファストフーズで育った世代では脳がおいしいと記憶する味が違う場合も多いので、良し悪しでは図れない。しかし、世界中がユネスコの無形文化財に登録された和食を倣って健康を管理維持しようという風潮の中で、ジャンクフーズやコンビニ弁当で過ごす若者が多い

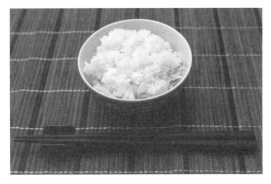

ことは嘆かわしいことであり、将来においてこの経験がおいしい記憶になってしまうのだとしたら、食文化の見直しが必要である。

　和食の匂いは素材の匂いだけでなく、味噌や醤油などの調味料の匂い、吸い口や香り付けとして使われる三つ葉、山椒、柚子などを加えることによってさらに匂いに幅ができ、旨味とともに嗅覚をくすぐる。

　洋食やインド、タイ料理などの香辛料やハーブ類のように臭み消しの要素ではなく、和食の匂いは素材との融合のように思える。

　同じ素材でも調理の仕方が変われば、匂いも変わる。例えば、米で作るご飯、おかゆ、醤油煎餅、塩煎餅、餅、団子、みたらし団子、草団子……。米を使った食べ物の匂いは多種多様になって、日本人の多くはそれを嗅ぎ分けることができる。

　なぜ、コンビニ食やジャンクフーズが問題になるのか、健康に悪いと言われるのか、添加物、保存料だけが問題ではない。

　味が人工的であることに加え、化学的な匂いが付けられていること。

　つまり、よい味、よい匂いであると信じて人々は口にしていることで、普通にある食べ物が持っているはずの自然や当然の匂いの価値を知らない人が増え、素材の味と匂いを生かすという日本古来の文化を見直すことができない時代になる可能性があることである。

## 4．味覚と記憶のつながり

### 1）おいしいと感じる香りは過去の記憶にある

　人間の匂いの経験は、母親の胎内にいる胎児の頃から始まっている。

　胎児を取り巻いている羊水は、母体が摂取する食事に応じてその匂いが変化することが研究されており、出産した後の母親からの母乳もまた、母親の食事に影響されて同様に匂

いが変化する。この羊水や母乳による匂いの経験が、その後の成長過程での匂いの認識や食の嗜好に影響することも研究されている。

子どもの頃に食べたおいしい味はなんとなく覚えているが、同じ味を作ることは難しい。が、そのおいしい思い出に匂いが結びついていると、大脳辺縁系に記憶されるため、忘れられない味となり、同じ味に近い料理を作り出すことも可能になる。

食事の美味しさを期待させるものに彩り、音、匂いは深く関係しており、中でも、匂いは脳の奥まで幸せオーラで包むことができる。

## 2）味覚と嗅覚によるオキシトシン効果

食べることにおいて、味覚と嗅覚で脳がリラックスできる（オキシトシン）。

朝の目覚めが味噌汁や卵、魚を焼く匂いだったり、コーヒーを入れたり、パンを焼く匂いだったり……。彩りや音はその一瞬で終わるが、匂いには余韻がある、幸せな感覚が長く保てる。大脳辺縁系で覚えた匂いは忘れることがないといわれている。

オキシトシンとは、視床下部で生合成され、脳下垂体後葉から分泌されるホルモンで、もともと出産時の子宮収縮作用や母乳の分泌促進などの働きがあるホルモンとして知られていたが、最近になって脳の疲れを癒し、気分を安定させ、対人的な信用度も上がることで幸福感を増すことに注目されている。オキシトシンはセロトニンとも関係が深く、オキシトシンが増えるとセロトニンの分泌も増え、さらに心の安定につながることから、癒しのホルモンとも呼ばれている。

構造はペプチドで、一般的な9個のアミノ酸が結合したもの。つまりはタンパク質系の食品に含まれているが、経口では消化されてバラバラになり、小腸から吸収できる分子サイズではない。

子どもの頃、心地よい思いを多く経験してオキシトシンが脳内で作られた子どもは、成人してからもストレスに強い脳になるというデータもある。オキシトシンは経口では無理でも分泌量を増やす方法はいくつかあり、

① ペットなどに触れ、愛しい気持ちになって接する
② 好奇心を持つ
③ 「素敵」「美しい、きれい」「可愛い」などの感動を言葉にする
④ 親子の絆を深める（マッサージや抱擁）
⑤ おいしい味と匂い、音の経験を増やす

などがあり、①〜⑤に関わらず、幸せと感じることを子どもの頃から日常的に経験させる

とオキシトシンの分泌が増えるという研究報告があるが、⑤に関しては食事毎に一日に3回は経験でき、調理の音、加熱による匂いなどを考えると時間的に長く幸せ感が続くことになる。

　食育の何が重要かというと、栄養面だけでなく、手作りをするということでオキシトシン効果を子どもの頃から得られ、幸せの記憶を増やせることにもつながることにある。そしてそれは、結果的には健康を維持する習慣ができるということでもある。

### 3）味覚と嗅覚の障害

　味覚と嗅覚の障害は、命の危険性が高くないため、医学的にあまり注目されていないが、味覚と嗅覚に障害があると、食事や嗜好飲料、香りを楽しむ能力、機会が減り、有害な匂い、化学物質などに気づく能力も阻害されて、危険な場合もある。

　嗅覚は鼻に生じた変化、鼻から脳へ伝わる神経に生じた変化、脳に生じた変化などの影響を受け、減退することがある。

　例えば、風邪をひいて鼻がつまると匂いの分子が嗅覚受容体（鼻の内側の粘膜になる神経細胞）に届くのが妨げられ、嗅覚が衰え、味覚も鈍感になる。インフルエンザの発症とともに嗅覚、味覚が消失したという例もあり、数日〜数週間にわたり摂食しているものの味が損なわれたとの報告がある。また、ポリープや腫瘍、鼻の感染症、季節性のアレルギー、喫煙、副鼻腔の重度の感染症、がんの放射線治療、交通事故などによる頭部外傷などによっても味覚や嗅覚が失われることもあり、ときには永続的になることもある。

　味覚と嗅覚は加齢とともに衰える。味蕾の数が減り、残った味蕾の感覚も鈍くなり、酸味や苦味よりも甘味や塩味を感じる能力が低下し、鼻の内側の粘膜が薄くなって乾燥し、嗅覚に関わる神経が衰えるため、高齢者では摂食量が減って、低栄養になることがある。

　介護食が必要となった高齢者のおいしいを作るために、流動食を作ることもあるが、その場合舌の上に5秒留まる工夫をするようにしている。スルーしてしまう形態では誤嚥の元になってしまうこともあるが、5秒舌の上に留まることで、鼻腔からの呼気によって風味が味わえるためである。

## 5．食は生きること

　フランスの料理研究家ブリア・サヴァランが著書『味覚の生理学』（『美味礼賛』）に多

くの箴言を残しているが、その一つに、「食卓の快楽はどんな年齢、身分、生国の者にも毎日ある。他のいろいろな快楽に伴うこともできるし、それらすべてがなくなっても最後にまで残ってわれわれを慰めてくれる」という言葉がある。フランス人の食に対する考え方を示しているといえるが、現代においては生まれた国に関係なく、食を楽しむことは人生の楽しみの中でも多くを占め、その楽しみを長く共有するためにも味覚と嗅覚を健全に保つ必要がある。

私たちは食べることで、日々、自分を創り続けている。明治時代の料理研究家、東佐與子はコルドン・ブルーで学んだ後、日本女子大学の教授となった人物だが、「物質的には栄養素の合理的に完備した実質的食物を正しく摂る国民は粘り強く、底力が充満し、永遠文化を創造する存在となるが、不正な食べ方をする人の心身は完全に育たず、間に合わせ主義でその場を糊塗し、その日暮らしの工夫を作り、自滅の道をたどる」と述べている。現代社会における食の問題となっていることが明治の時代に語られている。

あり合わせの食事、ジャンクフーズ、手抜き食、偏った食事、ファストフーズ、コンビニ食などのように栄養価の偏った食生活を送る者の多くは、病気がちである。

「食」は生きることである。自然との調和を大切にしながら、日本においては四季折々を感じ、毎日ではなくても手作りを励行し、栄養を考えなくても偏らない食事を心がけ、生まれ持った味覚と嗅覚のおいしい記憶を添加物や保存料、化学的な味わいで上書きしないようにしたいものである。

第 I 章・総論　アロマセラピーを知る

参考文献
1. 鈴木教世（2001）「におい受容の分子機構」『Aroma Research Vol.2 No.2』
2. 山本隆（2001）『美味の構造―なぜ「おいしい」のか』講談社
3. 小泉武夫（2004）『発酵は力なり―食と人類の知恵』NHK出版

# 地方創生における アロマセラピーの現状

### 川人紫
(SHIODAライフサイエンス株式会社代表取締役副社長・
一般社団法人日本ガーデンセラピー協会理事・熊本大学客員准教授)

### 塩田清二
(一般社団法人日本アロマセラピー学会理事長・一般社団法人日本ガーデンセラピー協会会長・
星薬科大学先端生命科学研究所特任教授)

## 要旨

フランス、イギリスにおいて補完代替医療の一つとして発展してきたアロマセラピーを、わが国における地方創生の手段として応用する動きが活発化している。アロマセラピーの原料である芳香植物（ハーブ）は農作物であり、それらを加工して芳香成分を得ることから、農業の六次産業化を実現することが可能である。さらに国産の香りの効能を科学的に実証することにより、付加価値の高い機能性香料あるいは化粧品や食品原料として製品化できれば、地方の産業及び雇用創出にも貢献することができる。

キーワード；
日本語：地方創生、認知症、アルツハイマー病、嗅覚障害、レモングラス、光トポグラフィー(NIRS)、低温真空抽出法、農業の六次産業化、シークワーサー、桜、ごせん桜、セルエキストラクト、美郷雪華、規格外農作物、機能性香料
英　語：regional revitalization, dementia, alzheimer, olfactory disturbance, lemonglass, optical topography, low temperature vacuum extraction method, sixth sector industrialization of agriculture, hirami lemon, cherry blossom, Gosen sakura, cell extract, Misato sekka, non-standard crop, Functional flavor and fragrance

# 1. はじめに

## 1）わが国におけるアロマセラピー発展の歴史

　植物から抽出された天然の芳香物質は、様々な有効成分を含んでおり、それらを嗅ぐことで芳香物質の信号が脳を刺激し、結果として気分が落ち着く、または活性化するなどの効果が現れる。そのような植物の香りを利用して心身の不調を改善する療法であるアロマセラピーは、現在では全国の医療機関で補完代替医療として使われている。

　アロマセラピーという概念はフランスで生まれ、その後イギリスに伝えられた。

　日本では1980年代に翻訳本が出版されたことをきっかけにアロマセラピーが広く紹介されるようになった。

　さらに1990年代より、ファッション雑誌などメディアが「おしゃれなライフスタイル」としてのアロマセラピーを取り上げると同時にアロマセラピーブームが起きた。

　当時は医療ではなく、「よい香り」であれば何でもアロマセラピーという認識だったため、粗悪品も多数市場に出回り、それを使った消費者が皮膚障害などを負い、当時の国民生活センターや皮膚科に駆け込む、という事態も発生した。

　以前からアロマセラピーを臨床に応用していた医師や看護師、助産師らがこの状況を憂慮し、正しい方法でアロマセラピーを医療に導入し（メディカルアロマセラピー）、科学的な研究を行うことを目的に日本アロマセラピー学会が発足したのが1997年11月のことである。

　理事長は塩田清二氏（前昭和大学教授、現星薬科大学特任教授）が務めており、会員は国家資格を有する医療従事者および研究者で構成され、現在は約1,800名余の会員がアロマセラピーの科学的研究に勤しんでいる。

　日本アロマセラピー学会の発足以来、研究者や臨床家が天然の香りを科学的、医学的に実証し、国内外の学会や学術雑誌でその成果を発表するようになり、今やメディカルアロマセラピーは名実ともにエビデンスを有する補完代替医療の一つであるといえる。

# 2. 認知症を予防・改善する香りを開発

## 1）増える認知症患者とその症状

　医療分野でアロマセラピーを応用する（メディカルアロマセラピー）の研究と実践は、産婦人科、整形外科、内科等幅広い分野にわたっている。

　星薬科大学塩田研究室では、レモングラスという芳香植物の香りの認知症改善、予防効果を検証した。

　認知症とは、後天的な脳の器質障害で、正常に発達した知的機能が低下した状態を指す。認知症には、主にアルツハイマー病と脳血管性認知症とに分類される。

　特に、アルツハイマー病はもの忘れから認知症へ徐々に進行していく病気で、近年増加している。脳を構成している神経細胞が通常の老化よりも急速に減少し、正常な働きを徐々に失い認知症になっていくのが特徴である。アルツハイマー病は、人の名前がなかなか出てこないという、もの忘れ症状から発症し、ゆっくりと進行する。同じことを何度も言ったり聞いたり、しまった場所を忘れる、約束を忘れるなどの症状が出る。

　厚生労働省によると、日本における65歳以上の認知症患者はすでに240万人を超えているといわれている。高齢化社会の日本では、認知症が今後ますます重要な社会問題になることは明らかである。

　認知症の治療薬も存在するが、進行を遅らせる効果はあるものの、確実な治療効果が見られないのが現状で、今の段階では、早期発見して病気の進行を止めることが重要視されている。

## 2）嗅覚の異変が、認知症の早期発見につながる

　認知症の初期は、においは感じることができるが、何のにおいかがわかりにくくなるので、嗅覚の異変が脳の器質異常の早期診断に役立つ可能性が強いと最近の研究で明らかになっている。

　認知症ではごく初期から嗅覚の異常が現れるので、早期発見と嗅覚刺激による予防・治療法の開発が塩田研究室を中心に研究されている。そこから認知症を香りで予防、改善する可能性が拓けてくると考える。

## 3）嗅覚障害の調査

　星薬科大学の神保太樹氏は、アルツハイマー病患者109例（男性34名、女性75名、平均78.48歳）および認知症のない健常高齢者40名（男性12名、女性28名、平均69.2歳）を対象に、アルツハイマー病における嗅覚障害の発症率と、認知機能障害の重症度や、画像診断上脳血流量低下との相関を検討した。

　その結果、アルツハイマーの重症度が嗅覚障害の重症度と明らかな相関関係があることを示した。

　また加齢に伴って、健常者でも嗅覚が低下することから、アルツハイマー病患者との嗅覚機能の差を比較したところ、極めて顕著な差異が見られた。

## 4）香りが認知症を改善する

　塩田研究室で光トポグラフィー（NIRS）を使い、様々な香りと脳の活性化の関連の研究を進めたところ、特にレモングラスが記憶を司る前頭葉を活性化させることがわかった。

　光トポグラフィーとは、近赤外光を頭部に当て、大脳皮質のどの部分に血流が多いかを

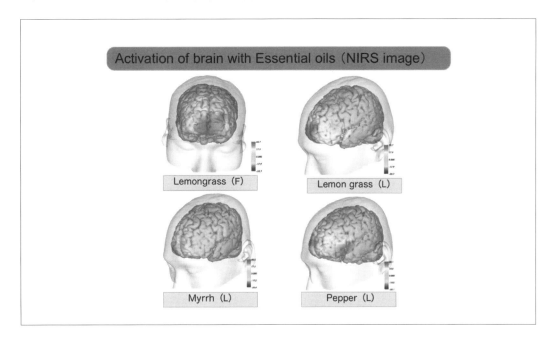

（図1）光トポグラフィー（NIRS）による香りの実験。上段がレモングラスを嗅いだときの脳画像。（F）部分が濃く染まって前頭葉の血流が活性化していることがわかる。

画像化する装置である。

光トポグラフィーで、脳内の酸素の多い（血流が多い）ところと薄いところを測定すると、特にレモングラスの香りを嗅いだ場合に、脳の前頭葉が活性化する。つまりレモングラスの香りが記憶に刺激を与える効果があると考えられる。

### 5）認知症改善効果のあるレモングラスの香り

レモングラスはイネ科オガルカヤ属の多年草である。原産国はマレーシア、スリランカ、南インドなどの熱帯地域で、トムヤンクンなどの料理に多用される。今回認知症改善用に用いたレモングラスは、沖縄や埼玉で無農薬栽培した葉より香りを抽出している。

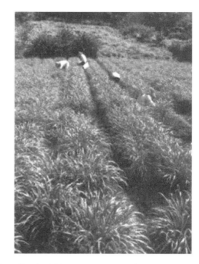

（写真1）沖縄でのレモングラス収穫風景

# 3. 日本のテクノロジーを駆使した新しい抽出法

## 1）低温真空抽出法

メディカルアロマセラピーで使用する香りは伝統的に「水蒸気蒸留法」もしくは「圧搾法」により抽出されてきた。

一方、認知症改善効果のあるレモングラスの香りは、今世紀に入って日本で開発された抽出技術を用いている。これは水やその他の溶媒は使わずに低温真空状態で芳香成分を抽出する技術で、「低温真空抽出法」と呼ばれている。

植物原料を入れた庫内を減圧して真空状態にするために沸点が下がり、35℃前後の低温で香りを抽出することができる。メリットとしては、

① 真空状態で、35℃前後の低温で抽出するため、熱に弱い芳香成分を分解せず、原料そ

のものの持つ特性を再現できる
② 溶剤や水を使わないので、100％原料由来の芳香成分を抽出できる
③ 抽出装置が比較的安価で操作も簡単

などが挙げられる。

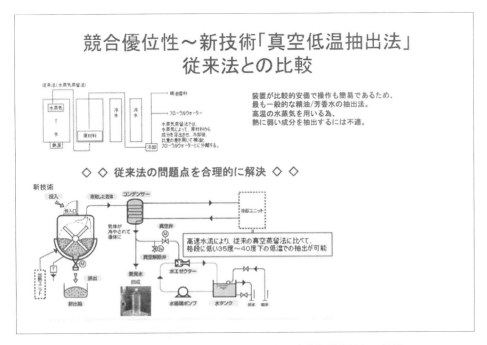

（図2）低温真空抽出法の特徴と、従来の水蒸気蒸留法との比較

## 4. 日本の植物の香りと、農業の六次産業化

　フランスで産声をあげたアロマセラピー（フランス語ではアロマテラピーと発音）は、英国を経て日本に渡ってきたということもあり、使われる香りは原産地がヨーロッパやオーストラリア、東南アジアと海外産のものがほぼ100％を占めていたが、最近になって日本に自生している植物の香りを国内で抽出し、アロマセラピーに用いる動きも出てきた。

　わが国にも香りを愛で、利用する文化は古来より存在していた。ヒノキ、ヒバ、信州カラマツなど森林の樹木より抽出した香りは森林浴効果があるとして人気がある。またユズに代表される柑橘系は種類も豊富で、香りも効能も海外産のものにひけをとらない。

　これら日本固有の香りを、農林水産業の六次産業化として事業化する試みが全国の自治

体で行われている。

## 1）農業の六次産業化とは？

　農山漁村の活性化のため、地域の農業（第一次産業）とこれに関連する第二次、第三次産業（加工・販売等）に関わる事業の融合等により地域ビジネスの展開と新たな業態の創出を行う取り組み（六次産業化）を推進する動きが農林水産省を中心に始まっている。

　一次産品に手を加えることにより付加価値をつけようということだが、アロマセラピーも原料は農産物を含む植物であることから、六次産業化に適していると考える。

　形が不揃いなだけで、畑に投棄される規格外農作物。

　混み合った森林から弱った針葉樹を抜き取る、間伐を行った際に出る樹木の枝や葉。

　自治体が有する植物園や公園にある、香りのよい花々。

　このような植物から香りを抽出するだけでなく、ヒトへの効果を検証すれば付加価値の高い機能性香料が製造可能である。

## 2）沖縄県大宜味村のシークワーサージュース残渣より香りを抽出

　沖縄に自生しているシークワーサーは、強い香りと酸味が特徴の柑橘果実である。加工用途の大部分はジュースであり、搾汁後の果皮は産業廃棄物として廃棄されるが、分解までに時間がかかることや腐敗時の悪臭などで、ジュースメーカーは頭を悩ませているという。

　一方で、柑橘系の香りは主に果皮から抽出されている。

　スイートオレンジやマンダリンなどの産地として有名なイタリアのシシリー島では、オレンジジュースの工場内に、果皮を圧搾する装置が設置されており、搾汁後の果皮から香り成分を圧搾できるようなしくみを作っている。

　沖縄でシークワーサージュースを絞った後の果皮より、低温真空抽出技術で香りの抽出と機能評価を試みた。

　その結果、シークワーサー果皮の香り成分には抗酸化効果が認められた。現地の方によると、シークワーサーの産地である大宜味村は長寿の村として知られており、そこに住むご高齢の方（特に女性）は紫外線の強い地域にも関わらず、美白の肌を持つ方が多いとのことで、シークワーサーの抗酸化作用との関係が推測される。

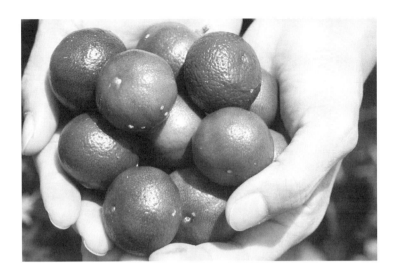

(写真2) シークワーサー果実

### 3）新潟県五泉市の八重桜より香りを抽出

　五泉市は花のまちとしても知られている。花を愛でることを目的に多くの観光客が四季を通じて訪れており、市にとっても重要な観光資源の一つとなっている。

　中でも市内にある村松公園は約3,000本の桜で有名で、日本さくら名所100選にも選ばれており、今回園内に咲く八重桜（ごせん桜）から低温真空抽出にて香りをとることに成功した。おそらく、溶媒を使わず桜の香りを抽出したのは世界初ではないかと思われる。まさに春の訪れを感じさせるやさしい桜の花の香りがそのまま再現されている。

　2014年3月に開催された全国さくらサミットでは、この抽出したごせん桜の香りを記念品として参加者の自治体の方々に贈らせていただき、またサミット会場内にも香りを芳香させ、話題を呼んだ。その後はごせん桜の香りを配合した抗菌ハンドジェルおよびハンドクリームを開発。国内のみならず海外の店舗での展開も視野に入れている。

　抽出されたごせん桜の香りの機能性は次の通りである。

① アンチエイジング効果（抗酸化能）
② 抗ストレス、リラクゼーション効果
③ 抗腫瘍効果
④ がん患者へのメンタルケア

　ごせん桜から抽出されたセルエキストラクト（細胞水）は飲料としての利用も可能で、福岡県貝塚病院で麻酔部長を務める松下至誠医師は、末期のがん患者にこの桜セルエキストラクトを飲み物に希釈して飲用することを勧めている。

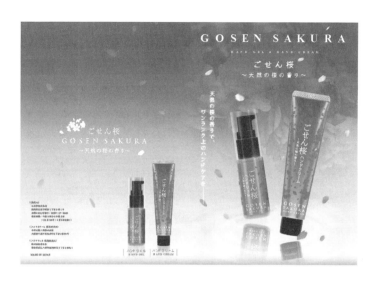

（写真3） ごせん桜の香りを配合した抗菌ハンドジェルとハンドクリーム

　日本アロマセラピー学会における松下医師の症例発表によると、余命数週間の末期がん患者に桜セルエキストラクトを内服してもらったところ、生きる気力が湧いてきた、食欲が湧いてきた、多幸感を得られた、などの声が挙がったという。

## 4）秋田県美郷町の白いラベンダー「美郷雪華」より香りを抽出、コヂカラで商品開発

　秋田県美郷町ラベンダー園に2005年、白っぽいラベンダーが見つかった。この花に「挿し穂」という手法で株の増殖を試みたところ、白色のラベンダーが花を咲かせた。町ではこの花を「美郷雪華」と名付け、2011年に品種登録をしている。現在では6月になると紫色のラベンダーとともに美郷雪華が訪問者の目を楽しませてくれる。

　この美郷雪華から低温真空抽出法により香りを抽出し、芳香成分分析を行ったところ、鎮静効果よりもむしろ集中力を高め、リフレッシュする効果を有する成分を多く含むことが判明した。

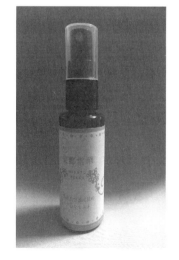

（写真4）秋田県美郷町の白いラベンダー「美郷雪華」を原料とした機能性アロマミスト

この結果を受けて、勉強や仕事に集中できるアロマスプレーを美郷雪華から作ろうということになり、地域創生の一環として町の子どもたちに商品開発に関わってもらおうと「コヂカラ（子どものチカラ）×美郷雪華」プロジェクトが、NPO法人コヂカラ・ニッポンの協力により始まった。パッケージデザインを美郷町立美郷中学校の生徒さんに担当してもらい、優秀な作品が住民らの投票によって決定した。

商品名は「冴えるアロマ　美郷雪華(みさとせっか)」。

今後は美郷町や地域の金融機関の力も借りながら、海外進出にも挑戦、国内のみならず国外にも美郷雪華の名前と香りを広げていく予定である。

## 5. 日本発のメディカルアロマセラピーを世界へ

### 1）地域の社会問題・課題

地域における問題は山積しているが、特に農林水産業を生業とする地域において、農家の後継者不足やそれに伴う耕作放棄地の増加は、食の安全保障や環境保全の面でも一地域だけではなく、国として優先的に解決すべき問題となっている。

地域の人口減少により、農林水産業に従事する人が減り、結果として農地や森林の荒廃が進むことになる。

このような悪循環を断ち切るためには、日本の若い人たちが農林水産業に魅力を感じ、経済的にも自立できるしくみを作ることが必要だと考える。

### 2）規格外農作物から高付加価値新素材へ

農業を例にとると、形が悪いあるいはサイズが小さいとして、畑に捨てられる、いわゆる規格外農作物は全収量の10％前後にのぼるといわれている。また、果実から搾汁した後のジュース残渣や、見頃が終わった花は産業廃棄物として投棄されているのが現状である。

アロマセラピー研究者は、芳香成分が残留している規格外農作物やジュース残渣は、ゴミではなく、貴重な原料と捉える。低温真空抽出技術を使えば、野菜、果実、花の微細な香りを抽出することが可能になる。

さらに、抽出された香りの機能性を科学的に実証することが必要である。香気成分分析、

抗酸化能測定、香気成分の脳の高次機能への影響評価などを実施、機能性香料としてのエビデンスを確立すべきである。

## 3）高付加価値新素材の事業化と新しいマーケット

エビデンスを付与した機能性香料は、付加価値の高い新素材として事業化することが可能である。

例えば、新潟県五泉市の桜から抽出した香りは、日本固有の香りの象徴として海外市場においても需要が高まることが予想される。

またこれらの機能性香料は、アロマセラピー用のみならず、化粧品原料や健康食品原料、ヘルスケア用品、飲料、香りの空間インテリアなどとして広く展開することができる。

## 4）地域への波及効果

従来にない香気成分抽出分画法の確立および抽出物の付加価値化により、機能性香料の事業化が可能になり、それは結果として、以下の点において地域に波及効果を及ぼす。
- 規格外農産物の有効活用、農業収入増加
- 新素材の原料供給による農業の魅力増加
- 工場立地による雇用創出、地域活性化
- 未利用バイオマス資源の有効活用促進

これまでの研究により、日本の植物やジュース残渣などから抽出した香りには、高い機能性を持つものが多いことが判明した。次はこの貴重な「資源」をどのように活用するかを考えるべきときに来ている。

フランスでは、ラベンダーといえば「おばあちゃんの庭」を想い出すという話がある。特にフランス中南部では開花シーズンの7月になると各家庭の庭にラベンダーが一斉に花開き、フランス人は、幼い頃に訪ねたおばあちゃんの家とラベンダーの香りにノスタルジーを覚えるのだという。

一方で日本人は、ラベンダーでおばあちゃんの庭はなかなか連想しにくい。日本は地域によっても異なるが、おばあちゃんの庭といえば、柿の木あるいは菊の花を連想すると考える。

その国によって香りの文化や嗜好は異なるが、それでもこれまでの研究に裏付けられた

事実―例えばラベンダーであれば、鎮静効果や不眠解消効果―があることはおそらく全世界共通である。

　日本固有の香りに、これまで海外の植物が持っていなかった新しい優れた効果があり、そしてそれらを世界に発信していくことが地方創生の成功にもつながる。

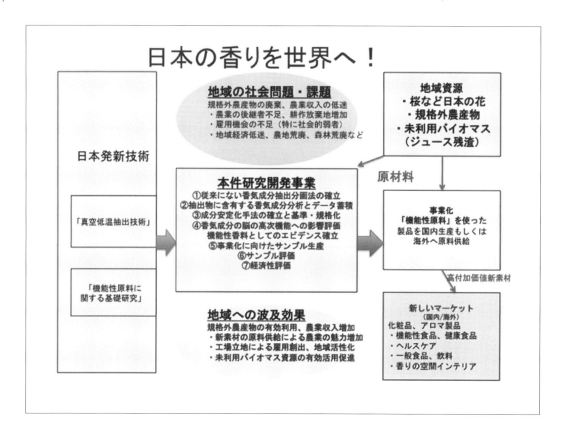

図３　日本の香りを世界へ！

参考文献
1. 塩田清二（2012）『＜香り＞はなぜ脳にきくのか　アロマセラピーと先端医療』NHK出版
2. 大下英治（2012）『農業のサムライたち』潮出版社

資料①

中西奨学会　平成28年度研究助成　中間報告書

平成28年12月7日

「低温真空抽出法による薬草の細胞水の作出と機能評価」

星薬科大学先端生命科学研究所生命科学先導研究センター
ペプチド創薬研究室
塩田　清二

## 【要約】

　ラベンダーは西洋では創傷治癒やリラクセーション作用など多機能性を持つ薬草として知られており、アロマセラピーにおいては最も汎用されている植物である。われわれは秋田県美郷町にて生育する白いラベンダー（美郷雪華）に注目し、低温真空抽出法でセルエキストラクト（細胞水）と残渣を抽出し、その成分分析および機能性評価を行った。その結果、セルエキストラクトの化学成分としてはボルネオール、カンファーやリナロール、テルピネンなどが主成分であることがわかった。また美郷雪華のセルエキストラクトの抗酸化能を調べ、さらに人での臨床実験を行い、芳香後の唾液を採取してその機能を調べた。その結果、このセルエキストラクトは抗酸化能が高くまたコルチゾール値を有意に減少させることがわかった。

　以上の実験研究結果から、白いラベンダー（美郷雪華）のセルエキストラクトの機能として、人の集中力を高めるとともにストレスの回避ができる可能性があると推察された。一般的によく知られている紫のラベンダー（真性ラベンダー）と白いラベンダー（美郷雪華）の化学的成分が異なることが本研究結果で明らかとなり、さらにその生理作用に差異を生じる可能性についても明らかになった。今後、この抽出法を用いた商品化が期待され、すでに美郷雪華のセルエキストラクトについては、スプレーの販売を開始できる体制ができあがり販売することになっている。

## 【背景】

　ラベンダーは地中海地方原産の低木で、高さ1mほどに成長する植物である。日本では昭和初期から香料原料として栽培されている。またラベンダー精油の薬理学的作用については、香料研究者であるフランス人のルネ・モーリス・ガットフォッセが1920年代に実験中に手にやけどを負い、とっさに手近にあったラベンダー精油に手を浸したところ傷の治りがよかったことから、彼はこの精油を医療で利用するための研究を始めた。さらに彼は、他の精油についても薬理学的作用について研究を進め、1928年に「芳香療法」の本を出版した。

　ところで、秋田県美郷町には紫のラベンダー（真性ラベンダー）のほかに新種である白いラベンダーが数年前に見つかっている（図1参照）。この品種は通常の紫色のラベンダー（サキガケ）の近くで偶然に発見され、「美郷雪華」と命名され、すでに品種登録されている。そこで、われわれはこの美郷雪華に着目し、美郷町と共同してこの白いラベンダーを用いて低温真空抽出法を用いて実験研究を行った。そしてその美郷雪華の機能性評価を行うために、低温真空抽出法により抽出したセルエキストラクトを作成し、成分分析を行うとともに細胞水の機能性評価を行い、さらに人での臨床実験も行った。

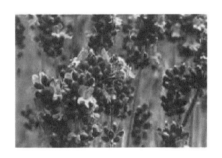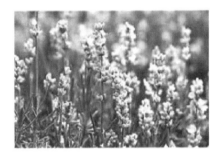

（図1）通常のラベンダーと美郷雪華

## 【目的】

　美郷雪華から抽出したセルエキストラクトの芳香成分をGC-MSで分析した。さらにその抗酸化能については、抗酸化能測定装置を用いて測定した。さらに低温真空抽出した美郷雪華のセルエキストラクトを人に嗅がせて抗酸化能および抗ストレス作用についても測定し、機能評価を行うことを目的とした研究を実施した。

## 【研究成果】

### 1. 美郷雪華の化学分析

#### 1）研究内容

秋田県美郷町産の白いラベンダー「美郷雪華」より、低温真空抽出技術で得られたセルエキストラクトおよび残渣の成分分析を行った。

#### 2）研究方法

白いラベンダー「美郷雪華」より低温真空抽出技術にて得た抽出物はセルエキストラクトと残渣の2つに分け、セルエキストラクトは少量のヘキサンで濃縮抽出したもの、残渣水は残渣をヘキサンに混和して抽出したものをそれぞれ分析した。

セルエキストラクトを等量のアセトンと混ぜ50%アセトン溶液として1μlをスプリットレスモードでGC/MS（島津 GCMS-QP2010）にて測定した。使用カラムは、Thermo社のTR-5MS（長さ30m×外形0.25mm、内径×0.25um）を用い、カラムオーブンは、初期温度60℃で12分間保持後、3℃/minで90℃まで、その後5℃/minで175℃まで昇温した。気化温度240℃、インターフェース温度250℃、イオン源250℃。化合物の推定は、NISTライブラリを使用し、装置付属ソフトで検索・推定した。カラムオーブンは、初期温度60℃12分間保持後、3℃/minで90℃までその後5℃/minで175℃まで昇温した。トータルイオンカウントで定量した。

#### 3）成分分析結果

成分分析結果の詳細は表1に示す。
（1）美郷雪華のセルエキストラクトからは16成分を推定した。保持時間の短いものはこれまで測定したものなので概ね間違いはないと考えられる。しかしRTが25分以降のものは標準物質を測定していないので完全とはいえない。

| RT (min) | 含量 (%) | 推定成分 |
|---|---|---|
| 7.6 | 0.3 | 1-Octen-3-ol |
| 11.1 | 4.8 | 1,8-Cineole |
| 14.7 | 0.6 | Linalool oxide |
| 16.0 | 0.5 | Linalool oxide |
| 17.2 | 15.8 | Linalool |
| 19.8 | 0.3 | p-Isopropylcyclohexanol |
| 20.1 | 6.0 | Camphor |
| 20.4 | 0.4 | p-Isopropylcyclohexanol |
| 21.0 | 0.2 | 4-Isopropylcyclohexanone |
| 21.5 | 4.5 | Lavandulol |
| 21.7 | 15.6 | L-Borneol |
| 22.3 | 27.4 | Terpinen-4-ol |
| 22.5 | 1.2 | p-Cymene-8-ol |
| 22.7 | 2.9 | Cryptone |
| 22.8 | 1.0 | p-Cymene-8-ol |
| 23.2 | 18.9 | a-Terpineol |

（表1）美郷雪華セルエキストラクトの芳香成分

（2）美郷雪華セルエキストラクトの芳香成分

抗菌作用のあるテルピネン-4オール、リナロール、ボルネオール、カンファーなどの主要成分であることがわかった。真正ラベンダーにおける主要成分である酢酸リナリルやリナロールなどは美郷雪華において検出されたが主要成分ではなく、むしろ少量成分として含有されていることがわかった。

（3）残渣については化学物推定プログラムにしたがって推定した。ただ、今まで測定したことのない化合物があるので、再度分析を行う必要性があると考えている。

## 2. 美郷雪華抽出物の抗酸化能評価

### 1）研究内容

　美郷雪華より、低温真空抽出技術で得られたセルエキストラクトおよび残渣の成分分析を行い、さらにそれらの抗酸化能をフリーラジカル装置で測定した。抗酸化能を測定する方法として、還元度測定（BAP：Biological Antioxidative Potential）を用いた。BAPとは特定のチオアシン酸塩誘導溶液で赤色したサンプル溶液中の抗酸化能化合物により、還元されて脱色する作用を測定するものである。

## 2）研究方法

美郷雪華より低温真空抽出技術にて得た抽出物はセルエキストラクトと残渣水の2つとし、セルエキストラクトはそのまま10μlあたりの抗酸化能をBAPにより測定した。残渣水は0.1gの残渣に対して、1mlの水を加えて混合し、遠心分離により得られた上清10μlあたりの抗酸化能をセルエキストラクトと同様に測定した。

## 3）抗酸化能評価

低温真空抽出法で抽出した美郷雪華のセルエキストラクトと残渣の抗酸化能の結果を以下の図（図2）に示す。

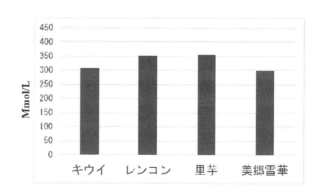

（図2）　美郷雪華と農作物の抗酸化能の比較

（1）美郷雪華のから得られた細胞水の抗酸化能はおよそ300とそれほど高くなかった。

（2）美郷雪華から得られた残渣水については今回測定をしておらず抗酸化値については不明である。ただ、今までのわれわれの実験からは、残渣水の抗酸化能はかなり高い値を示すと予想される。

## 3. 美郷雪華抽出物の人での臨床試験

（1）実験方法

美郷雪華のセルエキストラクトを使用した。ディフューザーを用いて30分間（健常人6名）に嗅がせた前後に唾液中の抗酸化能および抗ストレスホルモン（コルチゾール）値を測定した。

（2）その結果、唾液中の抗酸化能

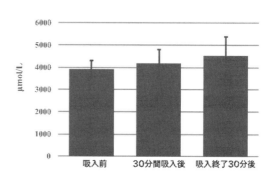

（図3）美郷雪華セルエキストラクトの抗酸化能

が増加した（図3）。ただコントロールに比べて抗酸化能は高く、吸入直後よりさらに30分経過後の方がより抗酸化値が高く、このセルエキストラクトが人で抗酸化能を高めることが明らかになった。しかし、統計学的な有意差はなかった。

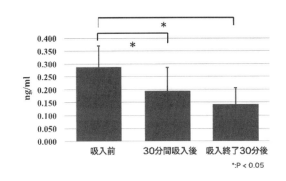

（図4） 吸入による唾液中のコルチゾール値

（3）美郷雪華のセルエキストラクトを嗅ぐと、人の唾液中のコルチゾール値の有意な減少が認められた（図4）。セルエキストラクトを芳香療法した後30分後の唾液中のコルチゾール値は有意に減少し、さらに30分経過した後のコルチゾール値はより減少した。この実験結果より、美郷雪華には人で抗ストレス作用が強いことがわかり、白いラベンダーの成分分析に基づく結果を裏付けるものといえる。

## 【まとめ】

美郷雪華は、集中力を高めるとともにストレスを軽減する作用があることがわかった。一般にラベンダーと呼ばれている真正ラベンダーは、リラクセーション効果や不眠解消効果があるといわれている。美郷雪華は、その他に集中力を高める効果や抗菌作用のあることがわかった。その理由として、含有されているボルネオールやカンファーなどの存在があることが考えられる。

特に、受験生やアスリートなどが美郷雪華のセルエキストラクトの香りを嗅ぐことによって、勉強やスポーツへの集中力が高まり、しかも冬場の風邪や細菌などによる感染症の予防や改善に役立つと考えられる。

**資料②**

平成 27 年度　研究助成最終報告書

研究課題名：

## 「低温真空抽出法で作出した兵庫県産イチゴの成分分析と機能評価」

星薬科大学先端生命科学研究所生命科学先導研究センター<br>
ペプチド創薬研究室<br>
塩田　清二

## 【研究の背景】

　われわれは、低温真空抽出法という新技術を用いて、植物や果物の残渣を抽出している。それを科学的な方法を用いて機能評価すると、これらの植物・果物残渣には高い抗酸化能あるいは抗炎症作用が見られるのみならず、その酵素活性もよく保たれていることをわれわれは明らかにしている。地球環境には限りがあるにもかかわらず、植物の葉や根あるいは果物のB級品は産業廃棄物として廃棄されているのが現状である。しかしこの新しい技術を用いることにより、植物や果物のすべての部位が有効に活用でき、この技術は地球環境にとって極めて優しい技術であることがわかってきている。

　今回は低温真空抽出技術を用いて兵庫県産イチゴからセルエキストラクト（細胞液）と残渣を作出し、それらの成分分析を行い、さらにその機能評価をわれわれの持っている技術を用いて行った。これまでに成分分析はすんでおり、また抗酸化能がセルエキストラクトおよび残渣に認められている。さらに抗酸化能が残渣により多く見られることを認めている。

　低温真空抽出法という新技術を用いて、植物や果物の残渣をわれわれは抽出している。沖縄産のレモングラス、新潟県五泉市の八重桜、里芋、キウイ、イチゴ、銀杏、宮崎県日南市の飫肥杉、長野県のヒノキ、仙北市の菊芋などである。これらの農作物、樹木あるいは花や果物の残渣には高い抗酸化能や抗炎症作用のあることを、電子スピン共鳴法（ESR）を用いた研究でわれわれはすでに明らかにしている。

植物の葉や根あるいは茎など、さらに果物のB級品は産業廃棄物として廃棄されているのが現状である。しかし、この新技術を用いることによって植物のあらゆる部位を有効に活用することが可能となった。また、この技術を使って作成した植物残渣は二次利用が可能となり、温水に溶解すると酵素活性が上昇して、健康飲料や健康食品にしたりすることができるのではないかと考えられる。さらにこの独創的な技術を用いて、日本の衰退している農業における地産地消の食物や果物などの事業を展開することも可能となるとわれわれは考えている。そして日本の農産物の有効活用をして海外にも将来輸出することができると考えている。

　これに加えて、沖縄産のレモングラスを低温真空抽出法に抽出したセルエキストラクトの人での臨床試験を行った結果は、すでに論文として発表している。
「匂いによるアルツハイマー型認知症の治療研究とその展開」
※塩田清二（2014）『AROMA RESEARCH15（2）』pp.103-107 より


## 【研究結果（総括）】

　具体的な研究成果のうち、代表的なものは以下のようである。特に平成27年度では兵庫県産イチゴについて低温真空抽出法を用いてセルエキストラクトと残渣を作出し、その成分分析と抗酸化能評価を行った。

　その結果、兵庫県産イチゴから低温真空抽出して得たセルエキストラクトおよび残渣に抗酸化能が見られ、特に残渣に高い抗酸化能が見られることが、今回のわれわれの研究で明らかになった。

　さらに、人でこのイチゴの香りを嗅いで唾液を採取した結果、唾液中のコルチゾールが顕著に低下したことから、イチゴの香りは人においてリラクセーション効果を持っていることが明らかになった。


## 1．兵庫県産イチゴ抽出物の化学分析

### 1）研究内容

　兵庫県産イチゴより、低温真空抽出技術で得られたセルエキストラクトおよび残渣の成

分分析を行った。

## 2）研究方法

　兵庫県産イチゴより低温真空抽出技術にて得た抽出物は、セルエキストラクトと残渣の2つに分け、セルエキストラクトは少量のヘキサンで濃縮抽出したもの、残渣水は残渣をヘキサンに混和して抽出したものをそれぞれ分析した。

## 3）成分分析結果

　分析結果の詳細は添付の表1、2に示す。
（1）イチゴのセルエキストラクトからは、13成分を推定した。保持時間の短いものは、これまで測定しているものなので概ね間違いはないと考えられる。しかしRTが25分以降は標準物質が測定していないので完全とはいえない。
（2）化合物推定プログラムのスコアに従い、保持時間が38分である2つの成分が互いに異性体であり、MSのフラグメントでほとんど差はなかったが、Neocurdioneは少なく、curdioneが多いのが特徴である。
（3）残渣の方では化学物推定プログラムに従い、5種類推定した。ただ、今まで測定したことのない化合物であるので、再度分析を行うなどして精査が必要だと思われる。


## 2．兵庫県産イチゴ抽出物の抗酸化能評価

## 1）研究内容

　兵庫県産イチゴより、低温真空抽出技術で得られたセルエキストラクトおよび残渣の成分分析を行い、さらにそれらの抗酸化能をフリーラジカル装置で測定した。抗酸化能を測定する方法として、還元度測定（BAP：Biological Antioxidative Potential）を用いた。BAPとは特定のチオアシン酸塩誘導溶液で赤色したサンプル溶液中の抗酸化能化合物により、還元されて脱色する作用を測定するものである。

## 2）研究方法

兵庫県産イチゴより低温真空抽出技術にて得た抽出物はセルエキストラクトと残渣水の2つとし、セルエキストラクトはそのまま10μlあたりの抗酸化能をBAPにより測定。残渣水は0.1gの残渣に対して、1mlの水を加えて混合し、遠心分離により得られた上清10μlあたりの抗酸化能をセルエキストラクトと同様に測定した。

## 3）抗酸化能評価

低温真空抽出法で抽出した兵庫県産イチゴのセルエキストラクトと残渣の抗酸化能の結果を以下の図に示す。

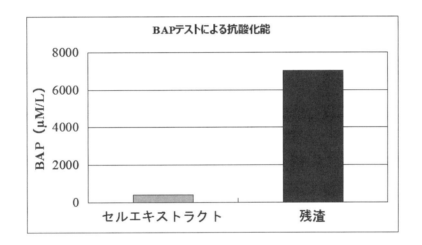

（1）イチゴから得られたセルエキストラクトの抗酸化能は、予想より高くなかった。
（2）イチゴから得られた残渣水の抗酸化能を測定したところ、セルエキストラクト以上の抗酸化能を持つことがわかった。残渣の活性酸素の除去能力は極めて高いことが明らかになったことから、今後は残渣の有効活用ができると考えられる。

## 3．兵庫県産イチゴ抽出物を用いた臨床試験

### 1）研究内容

　基礎試験によるイチゴのセルエキストラクトおよび残渣の BAP テストの結果から抗酸化能が認められたので、本研究では 9 人の方に協力していただき、兵庫県産イチゴより低温真空抽出法で抽出したイチゴのセルエキストラクトを用い、唾液摂取によるヒト臨床試験を行った。ヒトの臨床試験については学内の倫理委員会で承諾されており、本人の承諾を得て実験を行った。

### 2）研究方法

　被験者に、採取用のサリベットコットンを口腔内に 3 分間含んでもらい、唾液を採取した。採取条件は以下のように行った。

1. 実験前の安静状態で唾液を採取した。
2. イチゴのセルエキストラクトをアロマディフューザーに入れ、15 分間イチゴのセルエキストラクトの香りを吸引後、唾液を採取した。
　被験者から採取したそれぞれの唾液試料を遠心分離した後、
　① 検体量（唾液の採取量）
　② Biological Anti-oxidant Potential-test（AP：鉄の還元度）
　③ コルチゾール
の 3 項目について測定した。

＜BAP とは＞
　BAP（Biological Antioxidative Potential）
　還元度を測定する。三価鉄塩 FeC13 は、特定のチオシアン酸塩誘導物溶液に溶解すると、三価鉄イオン $Fe^{3+}$ イオンの機能で赤く呈色する。サンプル中の抗酸化物質の作用で二価鉄イオン $Fe^{2+}$ イオンに還元され、脱色される。この色の変化を光度計で計測する。測定数値は高い方がよいといえる。

＜コルチゾールとは＞

　副腎皮質ホルモンである糖質コルチコイドの一種。糖代謝をはじめ、タンパク代謝、脂質代謝、電解質の代謝、骨代謝、さらに免疫機構にも関与しており、生命維持に不可欠なホルモンである。炎症を抑制する作用もある。ストレスに関与し、過度なストレスを受けると分泌量が増加するが、その反応はとても敏感である。分泌される量によっては、血圧や血糖レベルを高め、免疫機能の低下などをもたらす。ストレスホルモンとも呼ばれている。数値は下がった方がよいと判断される。

## 3）ヒト臨床試験

　低温真空抽出法で抽出した兵庫県産イチゴのセルエキストラクトの検体量、BAP値、コルチゾール値の結果を以下の図に示す。

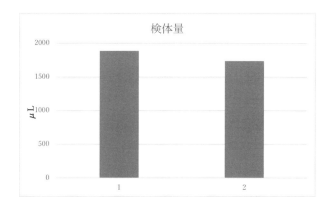

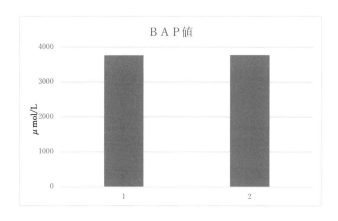

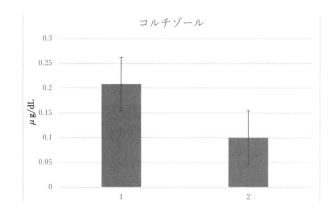

## 4）結果

（1）検体量、BAP値ともに有意な変化は特に見られなかった。

（2）コルチゾール値は1の安静状態よりも2のイチゴのセルエキストラクトの香りを嗅いだ方が有意に減少した。したがって、イチゴの香りは、ヒトにおいてリラクセーション効果があり、ストレスが軽減される可能性があると考えられる。

## 4．本研究の総括

1）兵庫県産イチゴの抽出物（セルエキストラクト、残渣）の成分分析を行った。成分として推定される成分は、セルエキストラクトでは概ね今までの分析結果と同じような成分が推定されたが、残渣では、今まで考えられていた成分以外の推定成分の存在が示唆された。この成分分析については、今後の研究課題であると考えられる。

2）イチゴのセルエキストラクトは、抗酸化能が見られるものの、それほど高い抗酸化能はないというのが今回の測定結果である。

しかし、残渣は極めて高い抗酸化能が見られたことから、この低温真空抽出法によって抽出されたイチゴの残渣は今後有効活用すれば、栄養機能食品やサプリメントなどに使える可能性があると考えられる。

3）この研究を元にして、兵庫県産イチゴの低温真空抽出技術で得られた残渣を原料とした抗酸化作用のある機能性の高い製品を製造することが可能であると考えられる。

4）さらに、イチゴのセルエキストラクトの香りによりヒトでの臨床試験の結果から、ストレス緩和作用を利用した新たな芳香療法への応用も考えられる。また、イチゴの香りを使用した機能性香料の開発や応用などへの開発につながると考えられる。

# 第Ⅱ章
## アロマセラピーを使う

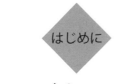

# 精油の正しい扱い方

## 本間請子
(ティアラ21女性クリニック)

キーワード；
日本語：遮光瓶、酸化、適温、清潔
英　語：shading bottle, oxigenation, oputimal temperature, purity

　アロマセラピーに使用する精油は、自然界の植物から抽出され命を持ち個性を持っている。精油が劣化しないように管理しなければならない。

1. 精油は紫外線により化学変化を起こし劣化が進む。室内照明の明かりも影響を及ぼす。したがって精油は遮光瓶内に保存し日の当たる場所には置かない。
2. 精油は高温で変質しやすい。一定の温度下に置くこと。摂氏15℃が適温であるが、冷蔵庫内での保管でもよい。
3. 精油を極力空気に晒さないようにする。精油が空気に接すると酸化されてしまい劣化する。一度開封したものはなるべく早く使い切る（半年以内）。使用時にはこまめに蓋をする。
4. 精油を清潔に保存する。開封した瓶の口、蓋などを不潔な手で触れない。

　劣化した精油は効果が減弱するだけではなくアレルギーを起こしやすいので注意を要する。

# 精油の製造法と
# よい選び方、正しい扱い方

川人紫

(SHIODA ライフサイエンス株式会社代表取締役副社長・
一般社団法人日本ガーデンセラピー協会理事・熊本大学客員准教授)

## 要旨

アロマセラピーに使用する精油は、日本においては雑貨もしくは香料としての扱いであり、よって品質に関する明確な規準が法制化していないのが問題となっている。体に害を及ぼさない、安心して使える治療効果の高い精油を選ぶためには、原料ハーブの栽培から抽出法にまで言及することが必要である。また精油の製造サイドのみならず流通や販売においても、知識を十分に有した専門家による管理が行われることが重要である。特に医療や福祉領域でアロマセラピーを行う場合はこれらの情報を把握した上で精油の選定を行うべきである。

キーワード；
日本語：精油の品質、オーガニックグレード、精油の成分表、低温真空抽出法、農業の六次産業化
英　語：quality of essential oil, organic grade, composition table of essential oil, low temperature vacuum extraction method, sixth sector industrialization of agriculture

## 1. はじめに

　植物から香りの成分を抽出する方法は、アロマセラピーという言葉が生まれるはるか昔、紀元前3世紀の古代エジプト期より行われていたといわれている。当時は腐敗防止作用に優れた没薬（ミルラ）、乳香（フランキンセンス）といった芳香樹脂が頻繁に使われていた。

　植物の芳香成分に抗菌、防腐などの作用を見出し、その抽出を今日まで継承されている水蒸気蒸留法として確立したのが10世紀に活躍したアラブの医師アウィケンナ（イブン・シーナー）である。以来アロマセラピーで使われる精油は水蒸気蒸留法で抽出されることがスタンダードとなり（ただし柑橘系の精油は圧搾法が主流）、現在もなお、世界各国の至る所で、伝統的な水蒸気蒸留法による精油の抽出が行われている。

　本節では、アロマセラピーの主役である精油の定義から始まり、その品質の良し悪しを決定する原料ハーブの栽培から蒸留条件、さらには副作用のない安全な精油の選び方、正しい扱い方について述べる。

## 2. 精油の定義とその性質

### 1）精油の定義

　ISO（International Standard Organization　国際標準規格）によれば、精油は次のように定義される。

　精油の定義
「精油とは、水または水蒸気によって蒸留（図1）して得た製品、もしくは柑橘類の皮を機械工程にかけることで得る製品、または天然物質を乾燥蒸留して産出した製品である。精油は蒸留後に水層から精油層を物理的に分離される。」

　英語では通常 essential oil（エッセンシャルオイル）と訳されるが、特に柑橘類の皮から抽出されたものは essence（エッセンス）と呼ばれ区別される。日本語の「精油」はエッセンシャルオイルとエッセンスの総称である。

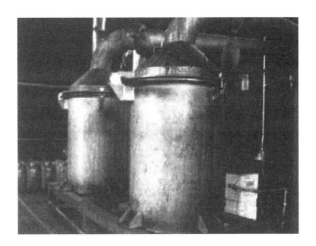
(図1)水蒸気蒸留釜

## 2)精油の性質

精油の性質として挙げられるのは次の通りである。
① 常温で液体もしくは樹脂状
② 色は無色透明・パールイエロー・エメラルドグリーン・ブルー等植物によって様々。
③ 例外を除き、水より比重が軽い。
④ 揮発性が比較的高い。

# 3. 精油のグレード

精油もしくはエッセンシャルオイルという名前で流通している製品であればどのようなものでも同品質というわけではない。むしろ品質のグレードは様々で、中にはアロマセラピーとして使うと接触性皮膚炎などの副作用を起こす品質の悪い精油も存在する。ここでは2つのグレードの精油についてその特徴を述べる。

## 1)インダストリアルグレード

主に産業用として使用されるグレードの精油で、中にどのような成分が入っているかについては言及されていない。治療用ではなく、単なる香りづけとして使用されるので、合成香料や種類の異なる植物の精油が混ざっていることもある。

安価であるが、アロマセラピー用として販売されていることもあるので注意が必要である。このグレードをアロマセラピー用として使用すると重篤な副作用を引き起こすこともある。

## 2）100％ピュア＆ナチュラルグレード

植物と水だけを使って精油を抽出しているグレードの精油で、前述したインダストリアルグレードと違い合成香料は含まれていない。

一般的に医薬品、化粧品の香料として利用されており、アロマセラピー用としての利用もなされているが、残留農薬等のチェックは必須である。特に果皮から精油を抽出する柑抽出する柑橘類の場合、農薬が残留しやすいので注意が必要である。

# 4．アロマセラピー用精油の製造法
― 原料ハーブの栽培から蒸留まで ―

精油の品質がアロマセラピーの安全性と効果を大きく左右することは先に述べた。現在では、精油の品質を国内でチェックしたり、粗悪品を取り締まる機関が存在せず、その結果として品質の低い精油が市場に数多く出回っている状況にある。

アロマセラピーに使える、品質のよい精油を追求するには、精油の原料となる芳香植物（ハーブ）の栽培方法にまで遡る必要がある。

## 1）原料ハーブの栽培

品質の安定した、有効成分を多く含む精油は、その原料ハーブの品質の良し悪しに左右されるといっても過言ではない。

では、品質のよい原料ハーブというのはどのような条件で栽培されたものを指すのだろうか。

私たちが口にする野菜や果物などの農産物と同様、原料ハーブも農薬や化学肥料を使用しない、有機栽培されたものを使用することが望ましい。特に果皮から精油を抽出する柑橘系の精油については、残留農薬の危険性が高いため、注意が必要である。

また土壌の質や灌水のタイミング、量など一般的な栽培技術の差によっても、抽出され

る精油の質は大きく左右される。例えば乾燥した気候が原産地の原料ハーブは、水のやり過ぎにより病害虫が発生、場合によっては枯れてしまうこともある。たとえ精油がとれたとしても、そこに含まれる芳香成分はアロマセラピー用としての品質を兼ね備えていないものが多い。

　熟練した高い技術を有する生産者のもとで育てられた無農薬有機栽培（図2）の原料ハーブから抽出された精油を選ぶことは大切な条件である。

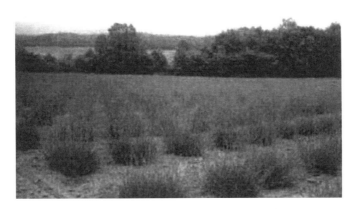

（図2）北海道旭川のオーガニックラベンダー畑

## 2）水蒸気蒸留

　水蒸気蒸留法という、極めてシンプルな方法で精油は抽出される（図3）が、ここでも高度な技術が必要とされる。

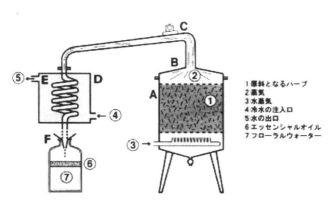

（図3）水蒸気蒸留法

第1節　精油の製造法とよい選び方、正しい扱い方

蒸留の温度や回数は植物により異なり、これを誤ると有効成分が十分に抽出されず、バランスのとれた精油を抽出することが困難になる。
　柑橘類の場合は、主に果実と分離させた果皮を圧搾して精油を抽出する。
　水蒸気蒸留もしくは圧搾法により抽出された精油は一定時間寝かされた後、ロットごとにガスクロマトグラフィーなど芳香成分分析（図4）にかけられ、品質評価を経て製品化される。

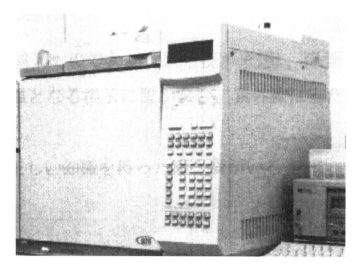

（図4）精油の芳香成分を分析するガスクロマトグラフィー

## 5. 精油の品質管理

　抽出された精油は、製造元でロット番号が付けられ成分分析を受け、厳重な品質管理の元で保管される。元来精油は温度や酸化に敏感な、デリケートな物質である。たとえ品質のよい精油を製造しても後の管理を怠ると、使う人の手に渡るまでに品質が劣化する危険性もある。
　製造元を出た後の品質管理も、流通販売する側に課せられた義務である。

## 6. よい精油の条件

　以上を踏まえて品質のよい精油の条件を、以下の通りそれぞれの段階ごとにまとめる。

## 1）生産地編

① 高い技術を有する生産者のもとで、有機栽培もしくは農薬や化学肥料を極力使用せずに栽培した原料から抽出されたもの。
② 蒸留技術に長けた技術者により水蒸気蒸留または圧搾されたもの。
③ 抽出された精油を分析（図5）にかけ、芳香成分表に代表されるデータをロット番号ごとに発行し、それを消費者に公開していること。

**HYPER PLANTS** aromatherapy for health
**オーガニックエッセンシャルオイル成分分析表**

ラベンダー（真正）

学　名：*Lavandula angustifolia*　　抽出方法：水蒸気蒸留法
原産国：フランス（プロヴァンス）　　ロット：F8912

| 成分名 | 含有率(%) | 成分名 | 含有率(%) |
|---|---|---|---|
| 酢酸リナリル | 40.5 | 酢酸ラバンデュリル | 1.0 |
| リナロール | 34.9 | α-テルピネオール | 0.6 |
| β-トランス-カリオフィレン | 3.0 | カンファー | 0.5 |
| (E) β-オシメン | 2.1 | 1,8-シネオール+βフェランドレン | 0.4 |
| (Z) β-オシメン | 1.5 | ラバンデュロール | 0.3 |
| テルピネン-4-オール | 1.4 | リモネン | 0.2 |
| 3-オクタノン | 1.0 | その他 | 12.6 |

使用上の注意
● お肌に直接つけないでください。また飲用や点眼はしないでください。
● 原液が直接お肌についたり、口や目に入ったときは大量の水で洗い流し、症状が残る場合は専門医にご相談ください。
● 火気に近づけないようにしてください。（精油は引火する可能性があります。）
● お子様やペットの手の届かない冷暗所に保管してください。妊娠中の方や3歳以下のお子様のご使用はお控えください。
● 精油は温度、湿度、光の影響を受けやすく比較的揮発性の高いものです。
開封後はキャップをしっかり締め、冷暗所に保管し、(柑橘系:6ヶ月／その他:1年)以内を目安にご使用ください。

発売元
株式会社彩生舎
滋賀県近江八幡市鷹飼町北2-2-4
お客様窓口 0120-30-5601
10:00～17:00(土日祝・年末年始を除く)

（図5）抽出された精油の分析

## 2）流通・販売編

① 正しい流通方法（輸入ものであれば航空便が理想）、保管方法が守られているもの。特に保管時は高温となる場所に置かない、紫外線に当たらない場所に置く、などの配慮が必要である。
② アロマセラピーの正しい知識を持った販売員がいること。

# 7. ラベルの読み方

品質のよい精油を見分けるためのもう一つの有効な方法は、精油に貼られているラベル

第1節　精油の製造法とよい選び方、正しい扱い方

を読みこなすことである（図6）。

サイズこそ小さいが、ラベルには精油に関わる重要な情報が網羅されている。逆に情報量の少ないラベルが貼られた精油は品質に問題があり、メーカーの信頼性を疑った方がよい。

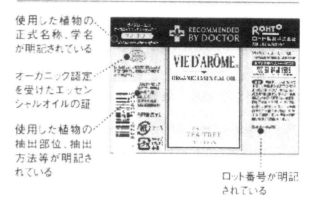

（図6）重要な情報が網羅されている精油のラベル

## 8. 精油の正しい扱い方

品質のよい精油が製造され、流通・販売されても、使う側での管理がずさんであれば、精油は直ちに劣化してしまう。特に精油の品質劣化に直結する要因は次の3つである。

### 1）日光（紫外線）

精油は紫外線により化学反応を加速させ、精油の劣化につながる。品質のよい精油が遮光瓶に入っているのはこのためである。日の当たる場所に精油を置かない、また室内照明の場合も日光ほどではないが、悪影響を及ぼす可能性が高い。

### 2）空気（酸素）

精油に空気が接触すると芳香成分に酸素が反応し酸化が起こる。特にテルペンの含有量が多い柑橘類の精油は酸化しやすい。一度開封した精油はなるべく早く使い切る。使用したらまめに蓋をするなどの配慮が必要である。

## 3）高温

精油は高温でも品質劣化を起こすので、保管は冷蔵庫で行うのが望ましい。

## 9. 精油の新しい動き

アロマセラピーは、ヨーロッパ由来の植物療法の一つとして日本に渡ってきた。よって精油もフランスやイギリス、イタリアといったヨーロッパのメーカーより輸入されたものが主流であったが、最近は新しい抽出法による国産精油製造の動きが注目されている。

低温真空抽出法は、日本で開発された新しい精油製造技術である。減圧により沸点を45°C前後まで下げて抽出するため、芳香成分を変性させることなく原料本来の香りを忠実に再現できるのが大きな特徴である。これまで芳香成分が高温で分解されて抽出不可能とされていたイチゴや桃などの果実、桜やキンモクセイといった花も、溶媒を使用することなく香りを抽出することに成功している。

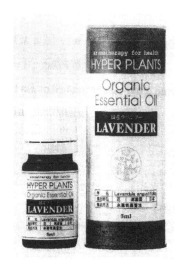

（図7）国産ラベンダー精油

この技術を農林水産物の残渣や規格外品に応用することにより、農林水産業の六次産業化（農林水産業者が一次のみならず、二次（加工）、三次（流通）産業にも携わる）が可能になり、ひいては地域創生も大きな柱になると考えられる。前述（第Ⅰ章第7節）の通り、すでに秋田県美郷町の白いラベンダー、新潟県五泉市のごせん桜が低温真空抽出法による芳香成分抽出で事業化を成功させている。

参考文献
1. 塩田清二（2012）『＜香り＞はなぜ脳にきくのか　アロマセラピーと先端医療』NHK出版
2. 大下英治『農業のサムライたち』（2012）潮出版社

# 精油の種類、芳香の嗅ぎ方、ブレンドオイルの作り方

**長島 司**

(セダーファーム代表)

## 要旨

植物精油はハーブ、樹木、花などから得られた油状あるいは固形物質であり、起源植物の持つ特有の香りが濃縮された、強い芳香を持っている。アロマセラピーでは、これら植物の香り特性に応じて得られる心理的・生理的作用を利用して、身体の恒常性を維持し、高い QOL を得ることを目的としているが、不適切な使用法では期待した効果が得られないだけでなく、反作用的に働くなどの影響が出る可能性もあり、正しく使用することが求められる。本節では、精油の香りを構成する化学成分、適正濃度、精油の特性からの視点で精油のブレンドについて解説する。

キーワード；
日本語：精油、芳香成分、精油各種、香り閾値、適度な濃度、ブレンド、香りのパフォーマンス
英　語：essential oil, aroma chemicals, essential oil lineup, odor threshold, comfortable odor level, compounding, odor performance

# 1. 精油の種類

　精油の香りは、抽出する植物の種類、部位、抽出方法などによって芳香成分が異なり、その結果香りのタイプにも違いが現れる。

　精油の香りは、起源植物の香りと同じと思われがちだが、植物から芳香成分を抽出する過程で失われる成分と残る成分とのバランスの違いがあるため、起源植物の香りがそのまま再現されているということはない。例えば、水蒸気蒸留法で抽出した場合には、芳香蒸留水中に精油成分が溶け込むため、精油に含まれる芳香成分はその分が差し引かれたものであり、植物から立ち上る香りの成分組成とは異なる。また溶剤抽出においても、精油成分は揮発性であるために、溶剤を蒸留で除く工程で一部失われる。

　このように、精油の香りは植物そのものが発する香りとは微妙に異なるもので、起源植物の香りイコール精油の香りという認識を持たないことである。

## 1）　精油の芳香成分

　芳香成分は分子量およそ 30 ～ 250 の揮発性の高い揮発性成分で、その構成成分は脂肪族化合物、脂環式化合物、芳香族化合物、テルペン化合物に分類される。これらの構成成分は精油の種類によってその含有量が異なり、ハーブ、柑橘、樹木、根などの精油はテルペン化合物が中心であり、花の精油はテルペン化合物を中心としたものと、芳香族化合物を中心としたものに分類される。

　脂肪族化合物や脂環式化合物は、それほど多く含まれていないにもかかわらず、精油の香りを特徴づける化合物が多く、含有量は少なくても香りとして存在感が高い成分でもある。

### （1）精油各種

① 　ハーブ精油

【クラリセージ】

学名：*Salvia sclarea*（シソ科）

抽出方法：水蒸気蒸留

抽出部位：葉

ノート：ミドル

　リナロールや酢酸リナリルなど、ラベンダーと共通

| 成分 | 含有量 |
|---|---|
| リナロール | 33% |
| 酢酸リナリル | 30% |
| ゲルマクレン D | 8% |
| α-テルピネオール | 6% |
| β-カリオフィレン | 5% |
| バレンセン | 3% |
| 酢酸ゲラニル | 2% |

（表1）クラリセージ成分表

する成分を含んでいるが、ハーバルノートに草様のグラッシーニュアンスが特徴的な爽やかな香りである。女性ホルモン様の作用をするといわれるスクラレオールの精油中の含有量は1～2%程度である。

【コリアンダーシード】
学名：*Coriandrum sativum*（セリ科）
抽出方法：水蒸気蒸留
抽出部位：果実
ノート：ミドル

| 成分 | 含有量 |
|---|---|
| リナロール | 64% |
| カンファー | 6% |
| ρ-シメン | 5% |
| γ-テルピネン | 5% |
| α-ピネン | 3% |
| リモネン | 2% |
| ゲラニオール | 2% |

（表2）コリアンダーシード成分表

　コリアンダーの葉は、不快感のある強いアルデヒドの香りなのに対し、果実から得られた精油は、フレッシュ感のある香りで、カレー用のスパイスなど、食品用としてよく利用されている。

【ゼラニウム】
学名：*Pelargonium graveolens*（フクロソウ科）
抽出方法：水蒸気蒸留
抽出部位：葉
ノート：ミドル

| 成分 | 含有量 |
|---|---|
| シトロネロール | 27% |
| ゲラニオール | 24% |
| ギ酸シトロネリル | 8% |
| イソメントン | 8% |
| 10-エピオイデスモール | 8% |
| リナロール | 7% |
| ギ酸ゲラニル | 3% |

（表3）ゼラニウム成分表

　シトロネロールやゲラニオールなどのローズの香りを持つ成分が多く含まれていることから、ローズの増量剤として使われることがあり、レユニオンで作られている精油が最高品質とされている。

【パチュリ】
学名：*Pogostemon calbin*（シソ科）
抽出方法：水蒸気蒸留
抽出部位：全草
ノート：ベース

| 成分 | 含有量 |
|---|---|
| パチュリアルコール | 30% |
| ブルネセン | 25% |
| β-カリオフィレン | 20% |
| ガイネン | 15% |
| α-ブルネセンエポキシド | 4% |
| カリオフィレンエポキシド | 2% |
| α-ガイネンエポキシド | 1% |

（表4）パチュリ成分表

　パチュリアルコールの重量感のある土様、カビ様の香りが特徴で、サンダルウッドなどとともに、和の香りには欠かせない素材である。

【パルマローザ】

学名：*Cymnopogon martini*（イネ科）

抽出方法：水蒸気蒸留

抽出部位：全草

ノート：ミドル

　ゲラニオールを主成分とし、ローズをイメージする香りが特徴で、ソフトな香りであることから、ブレンド精油として使いやすいという特徴がある。

| 成分 | 含有量 |
|---|---|
| ゲラニオール | 80% |
| 酢酸ゲラニル | 9% |
| リナロール | 3% |
| β-オシメン | 2% |
| β-カリオフィレン | 2% |
| ファルネソール | <1% |
| ヘキサン酸ゲラニル | <1% |

（表5）パルマローザ成分表

【ベチバー】

学名：*Vetiveria zizanoides*（イネ科）

抽出方法：水蒸気蒸留

抽出部位：根

ノート：ベース

　根をイメージする香りだが、香りのタイプとしては木の香りのウッディーに分類される。セスキテルペン成分を中心にした重量感のある香りが特徴で、複雑な化学構造であることから、天然物化学者の研究対象でもある。

| 成分 | 含有量 |
|---|---|
| α-ジザノール | 14% |
| クシモール | 6% |
| イソバレンセン | 5% |
| β-ベチベン | 4% |
| α-ベチボン | 3% |
| β-ベチボン | 3% |
| バレンセン | 1% |

（表6）ベチバー成分表

【ペパーミント】

学名：*Mentha piperita*（シソ科）

抽出方法：水蒸気蒸留

抽出部位：葉

ノート：トップ

　メントールを中心としたシャープで清涼感を特徴とした精油で、口腔内をリフレッシュする効果があることから、オーラルケアの香りには欠かせない存在となっている。その他、食品や医薬品など、広範囲のアプリケーションで利用されている。

| 成分 | 含有量 |
|---|---|
| メントール | 38% |
| メントン | 23% |
| 1,8-シオネール | 7% |
| イソメントン | 3% |
| ネオメントール | 3% |
| リモネン | 3% |
| メントフラン | 2% |

（表7）ペパーミント成分表

第2節　精油の種類、芳香の嗅ぎ方、ブレンドオイルの作り方

## 【マジョラム】

学名：*Origanum majorana*（シソ科）

抽出方法：水蒸気蒸留

抽出部位：葉

ノート：ミドル

| 成分 | 含有量 |
|---|---|
| テルピネン-4-オール | 29% |
| リナロール | 27% |
| テルピノレン | 6% |
| γ-テルピネン | 6% |
| α-テルピネオール | 4% |
| γ-エレメン | 4% |
| 酢酸リナリル | 3% |

（表8）マジョラム成分表

　ティートリーの抗菌成分であるテルピネン-4-オールやリナロールなどによる爽快なフローラルグリーンの香りで、古代ギリシャの頃から薬草として使われてきた。

## 【メリッサ】

学名：*Melissa officinalis*（シソ科）

抽出方法：水蒸気蒸留

抽出部位：葉

ノート：トップ・ミドル

| 成分 | 含有量 |
|---|---|
| ゲラニアール | 37% |
| ネラール | 25% |
| β-カリオフィレン | 3% |
| カリオフィレンオキサイド | 3% |
| シトロネリン酸メチル | 2% |
| 酢酸ゲラニル | <1% |
| リナロール | <1% |

（表9）メリッサ成分表

　レモンに似た香りがすることからレモンバウムと呼ばれ、精油だけではなく豊富な植物化学成分を含むことから、古来より精神安定、鎮痛などの薬草として使われてきた。

## 【ラベンダー】

学名：*Lavandula angustifolia*（シソ科）

抽出方法：水蒸気蒸留

抽出部位：葉

ノート：トップ・ミドル

| 成分 | 含有量 |
|---|---|
| 酢酸リナリル | 29% |
| リナロール | 25% |
| 酢酸ラバンヂュリル | 5% |
| α-テルピネオール | 4% |
| 1,8-シオネール | 3% |
| リナロールオキサイド | 2% |
| 酢酸ヘキシル | 2% |

（表10）ラベンダー成分表

　アロマセラピーで最もポピュラーな精油で、各種あるが、主として *L. angustifolia*（イングリッシュラベンダー）と *L. offcilalis*（タスマニアンラベンダー）が使われる。また、精油収量を高めるために交配されたものがラバンジンである。

【レモングラス】

学名：*Cymbopogon citratus*（イネ科）

抽出方法：水蒸気蒸留

抽出部位：葉・茎

ノート：トップ

| 成分 | 含有量 |
| --- | --- |
| ゲラニアール | 40% |
| ネラール | 32% |
| ゲラニオール | 3% |
| メチルヘプテノン | 2% |
| ゲラン酸 | 1% |
| リナロール | 1% |
| プレゴン | <1% |

（表１１）レモングラス成分表

　レモンを連想させる香りを持ち、スパイスとして熱帯地方の料理によく使われる素材でもある。シトラール含量が多いため、レモンのジューシー感とは異なり、やや重さを感じる香りである。

【ローズマリー】

学名：*Rosmarinus offcinalis*（シソ科）

抽出方法：水蒸気蒸留

抽出部位：葉

ノート：トップ

| 成分 | 含有量 |
| --- | --- |
| 1,8-シオネール | 32% |
| α-ピネン | 29% |
| ベルベノン | 7% |
| ボルネオール | 6% |
| カンフェン | 4% |
| β-ピネン | 4% |
| 酢酸ボルニル | 3% |

（表１２）ローズマリー成分表

　フレッシュグリーンの爽快な香りで、煮込み料理などに香りのアクセントをつけるハーブとして使われている。精油以外にも生理活性の高い成分を含んでいて、多くのアプリケーションに応用されている。

② 柑橘精油

【オレンジ】

学名：*Citrus sinensis*（ミカン科）

抽出方法：低温圧搾法

抽出部位：果皮

ノート：トップ

| 成分 | 含有量 |
| --- | --- |
| リモネン | 94% |
| ミルセン | 2% |
| α-ピネン | <1% |
| リナロール | <1% |
| オクタナール | <1% |
| デカナール | <1% |
| サピネン | <1% |

（表１３）オレンジ成分表

　ジューシーで甘い香りのオレンジは、清涼飲料水や香粧品の香り素材としてよく使われるポピュラーな精油で、ジュースを作る過程で果皮からオイルを取り出して、水などを取り除いて作られる。

第２節　精油の種類、芳香の嗅ぎ方、ブレンドオイルの作り方

【ベルガモット】

学名：*Citrus bergamia*（ミカン科）

抽出方法：低温圧搾法

抽出部位：果皮

ノート：トップ

| 成分 | 含有量 |
|---|---|
| リモネン | 40% |
| 酢酸リナリル | 36% |
| リナロール | 9% |
| γ-テルピネン | 5% |
| β-ピネン | 4% |
| ミルセン | <1% |
| ゲラニアール | <1% |

（表１４）ベルガモット成分表

　柑橘であっても香粧品香料としての利用が多く、飲用ではアールグレイの香り付けに使われる程度である。光毒性があるベルガプテンを含んでいるため、スキンケア用にはベルガプテンフリーの精油が用いられる。

【レモン】

学名：*Citrus limon*（ミカン科）

抽出方法：低温圧搾法

抽出部位：果皮

ノート：トップ

| 成分 | 含有量 |
|---|---|
| リモネン | 65% |
| β-ピネン | 13% |
| γ-テルピネン | 10% |
| α-ピネン | 3% |
| ミルセン | 1% |
| ゲラニアール | 1% |
| ネラール | <1% |

（表１５）レモン成分表

　サワーでジューシーな香りのレモンは、清涼飲料や食品だけでなく、香粧品の香りとしてもよく使われる素材である。ベルガモット同様にベルガプテンを含むことから、スキンケア製品にはベルガプテンフリー精油が使われる。

③　花精油

【イランイラン】

学名：*Cananga odorata*（バンレイシ科）

抽出方法：水蒸気蒸留

抽出部位：花

ノート：ミドル・ベース

| 成分 | 含有量 |
|---|---|
| ゲルマクレンD | 17% |
| 酢酸ベンジル | 12% |
| リナロール | 9% |
| ρ-クレジルメチルエーテル | 8% |
| α-ファルネセン | 8% |
| β-カリオフィレン | 5% |
| 安息香酸メチル | 5% |

（表１６）イランイラン成分表

　南国的な甘く濃厚な香りの精油で、蒸留して得られる精油を初留から順番に、エキストラ、No.1、No.2、No.3と分けて、エキストラは高級フレグランス用途として、その後遅く留出する留分は一般向けフレグランス香料として利用される。特に留分を分けないコンプリートもある。

【カモミール・ジャーマン】

学名：*Matricaria rectita*（キク科）

抽出方法：水蒸気蒸留

抽出部位：花

ノート：ミドル

| 成分 | 含有量 |
| --- | --- |
| α-ビサボロールオキサイド A | 38% |
| α-ビサボロール | 15% |
| α-ファルネセン | 13% |
| α-ビサボロールオキサイド B | 6% |
| アルテミシアケトン | 3% |
| カマアズレン | 2% |
| アルテミシアアルコール | 2% |

（表１７）カモミール・ジャーマン成分表

　蒸留中にセスキテルペン成分のマトリシンが分解して生成するカマアズレンの鮮やかな青い色が特徴で、他のセスキテルペン成分とともに、抗炎症効果の高い精油である。カモミール・ローマンとは異なり、ややウッディーニュアンスの香りである。

【カモミール・ローマン】

学名：*Anthemis nobilis*（キク科）

抽出方法：水蒸気蒸留

抽出部位：花

ノート：ミドル

| 成分 | 含有量 |
| --- | --- |
| アンゲリカ酸 3-メチルペンチル | 23% |
| アンゲリカ酸イソアミル | 18% |
| アンゲリカ酸-3-メチル-2-プロペニル | 13% |
| イソ酪酸 3-メチルペンチル | 13% |
| ピノカルベオール | 4% |
| アンゲリカ酸イソブチル | 4% |
| イソ酪酸イソアミル | 3% |

（表１８）カモミール・ローマン成分表

　アップル様の香りがすることからカマイメロン（大地のリンゴ）と呼ばれ、アンゲリカ酸エステルを主体とした爽やかなフローラルフルーティの香りが特徴である。

【ジャスミン】

学名：*Jasminum grandiflorum*（モクセイ科）

抽出方法：溶剤抽出

抽出部位：花

ノート：ミドル・ベース

| 成分 | 含有量 |
| --- | --- |
| 酢酸ベンジル | 20% |
| 安息香酸ベンジル | 17% |
| イソフィトール | 8% |
| リナロール | 5% |
| インドール | 5% |
| オイゲノール | 3% |
| シス-ジャスモン | 2% |

（表１９）ジャスミン成分表

　ジャスミンにはインドールと呼ばれる悪臭成分が含まれていて、これによって華やかさと濃厚さを併せ持つ、力強いジャスミンの香りができている。北アフリカで生産されているジャスミンは香りが強すぎるということで、これまではあまり使われていなかった *J. sambac* が好まれるようになっている。

第Ⅱ章・アロマセラピーを使う

【ネロリ】

学名：*Citrus aurantium*（ミカン科）

抽出方法：水蒸気蒸留

抽出部位：花

ノート：ミドル

| 成分 | 含有量 |
| --- | --- |
| リナロール | 29% |
| β-ピネン | 14% |
| リモネン | 13% |
| サビネン | 10% |
| γ-テルピネン | 7% |
| ネロリドール | 4% |
| ゲラニオール | 4% |

（表20）ネロリ成分表

　ビターオレンジの花から得られる精油で、グレープ様フルーティーノートの香り成分であるアンスラニル酸メチルの香りを特徴とした爽やかなフローラル香である。溶剤抽出したものはオレンジフラワーアブソリュートと呼ばれる。


【ローズ・ダマセナ】

学名：*Rosa damascena*（バラ科）

抽出方法：水蒸気蒸留

抽出部位：花

ノート：ミドル

| 成分 | 含有量 |
| --- | --- |
| シトロネロール | 38% |
| ゲラニオール | 14% |
| リナロール | 3% |
| ファルネソール | 2% |
| メチルオイゲノール | 2% |
| ローズオキサイド | 1% |
| α-テルピネオール | <1% |

（表21）ローズ・ダマセナ成分表

　華やかで気品のある香りのローズは、水蒸気蒸留と溶剤抽出の両方の方法で行われていて、ダマスクローズの場合は水蒸気蒸留で行われるのが一般的である。溶剤抽出で得られるアブソリュートの主成分はエレガントなローズ香のフェニルエチルアルコールで、この成分は水に対する溶解性が極めて高いため、水蒸気蒸留精油にはほとんど含まれない。


④　樹木精油

【サイプレス】

学名：*Cupressus sempervirens*（ヒノキ科）

抽出方法：水蒸気蒸留

抽出部位：葉

ノート：ミドル

| 成分 | 含有量 |
| --- | --- |
| α-ピネン | 48% |
| δ-3-カレンS | 19% |
| テルピノレン | 4% |
| ミルセン | 3% |
| α-テルピネオール | 2% |
| 酢酸テルピニル | 2% |
| α-フェンケン | 2% |

（表22）サイプレス成分表

　軽快な針葉樹の香りで、森林浴効果が高いとされているα-ピネンを主成分として、その他、森を連想させるモノテルペン成分でできている。

【サンダルウッド】

学名：*Santalum album*（ビャクダン科）

抽出方法：水蒸気蒸留

抽出部位：幹

ノート：ベース

| 成分 | 含有量 |
| --- | --- |
| シス-α-サンタロール | 49% |
| シス-β-サンタロール | 19% |
| エピ-β-サンタロール | 6% |
| シス-ランセノール | 4% |
| エピ-シクロサンタラール | 1% |
| シス-ヌシフェロール | 1% |
| α-サンタレン | <1% |

（表23）サンダルウッド成分表

　宗教儀式や祭典などに使うサンダルウッドは、格調高く神秘的な香りが特徴で、マハトマガンジーはガンジス川のほとりで、この木を組んだ祭壇で火葬された。彫刻などの芸術品に加工されるなど、インドの人々にとってはとても重要な木である。

【シダーウッド】

学名：*Juniperus virginiana*（ヒノキ科）

抽出方法：水蒸気蒸留

抽出部位：幹

ノート：ベース

| 成分 | 含有量 |
| --- | --- |
| セドロール | 22% |
| ツヨプセン | 21% |
| α-セドレン | 21% |
| β-カジネン | 8% |
| セリネン | 3% |
| ウイディロール | 2% |
| ヒマカレン | 2% |

（表24）シダーウッド成分表

　鉛筆の芯の香りを連想させる重量感のある木の香りで、香粧品香料や合成香料の原料として使われる。主成分のセドロールには睡眠導入効果があり、全体として鎮静効果に優れた精油である。

【ティートリー】

学名：*Melaceuca altenifolia*（フトモモ科）

抽出方法：水蒸気蒸留

抽出部位：葉

ノート：ミドル

| 成分 | 含有量 |
| --- | --- |
| テルピネン-4-オール | 38% |
| γ-テルピネン | 21% |
| α-テルピネン | 10% |
| ρ-サイメン | 5% |
| テルピノレン | 3% |
| 1,8-シネオール | 3% |
| α-テルピネオール | 3% |

（表25）ティートリー成分表

　オーストラリア原住民が薬草として使っていた植物で、抗菌効果の高い精油成分テルピネン-4-オールを多く含んでいることから、スキンケアやオーラルケアに利用されている。

第2節　精油の種類、芳香の嗅ぎ方、ブレンドオイルの作り方

【ユーカリ】

学名：*Eucaluptus globulus*（フトモモ科）

抽出方法：水蒸気蒸留

抽出部位：葉

ノート：トップ

| 成分 | 含有量 |
| --- | --- |
| 1,8-シネオール | 60% |
| α-ピネン | 12% |
| アロマデンドレン | 7% |
| グロブロール | 6% |
| リモネン | 2% |
| ρ-サイメン | 2% |
| レドール | 1% |

（表26）ユーカリ成分表

　オーストラリアに自生している木で、ティートリー同様、先住民が薬草として使っていた植物である。爽快な香りはのどの炎症を鎮める医薬品として、あるいは口中清涼効果を目的としてオーラルケアに使われるなど、幅広い分野で使われている。

⑤　スパイス精油

【アニス】

学名：*Pimpinella anisum*（セリ科）

抽出方法：水蒸気蒸留

抽出部位：果実

ノート：トップ

| 成分 | 含有量 |
| --- | --- |
| アネトール | 62% |
| エストラゴール | 14% |
| シンナムアルデヒド | 7% |
| チモール | 4% |
| カルバクロール | 3% |
| アニシルアセトン | 1% |
| ヨノール | <1% |

（表27）アニス成分表

　特有の香りで食欲増進効果があり、ケーキやクッキーなどの香り付けとして使われる他、口中清涼効果があることから、オーラルケア製品にも使われる。

【カルダモン】

学名：*Elettaria cardamomum*（ショウガ科）

抽出方法：水蒸気蒸留

抽出部位：草実

ノート：トップ

| 成分 | 含有量 |
| --- | --- |
| 酢酸テルピニル | 43% |
| 1,8-シネオール | 28% |
| リナロール | 5% |
| α-テルピネオール | 3% |
| テルピネン-4-オール | 3% |
| β-ピネン | 3% |
| リモネン | 3% |

（表28）カルダモン成分表

　軽快なスパイシーノートで食欲増進効果が高く、カレー用スパイスとして、あるいはコーヒーの風味づけとして、口中清涼効果があることからオーラルケア製品など、広範囲のアプリケーションに使われている。

【クミン】

学名：*Cuminum cyminum*（セリ科）

抽出方法：水蒸気蒸留

抽出部位：果実

ノート：ミドル・ベース

　インドカレー用スパイスで比較的配合量の多い素材で、特有のスパイシーノートは、健胃効果や口中清涼効果があり、胃腸薬やオーラルケア製品に使われる。

| 成分 | 含有量 |
|---|---|
| γ-テルピネン | 29% |
| ρ-サイメン | 25% |
| β-ピネン | 19% |
| クミンアルデヒド | 19% |
| ペリラアルデヒド | 2% |
| ミルセン | 2% |
| α-ピネン | 1% |

（表２９）クミン成分表

【クローブ】

学名：*Sygygium aromaticum*（フトモモ科）

抽出方法：水蒸気蒸留

抽出部位：蕾

ノート：ミドル

　麻酔性のあるスパイシーノートで、主成分のオイゲノールには歯痛を麻痺させる効果があることから、歯科治療用に使われている。また、殺菌力が強く、オレンジにクローブを刺したポマンダー作りは、年末の風物である。

| 成分 | 含有量 |
|---|---|
| オイゲノール | 70% |
| β-カリオフィレン | 5% |
| α-フムレン | <1% |
| チャビコール | <1% |
| フムレンエポキサイド | <1% |
| 酢酸テルピニル | <1% |
| α-クベベン | <1% |

（表３０）クローブ成分表

【ジンジャー】

学名：*Zingiber offcimnalis*（ショウガ科）

抽出方法：水蒸気蒸留

抽出部位：根

ノート：トップ・ミドル

　シトラスを連想させるフレッシュな香りとスパイシーノートが融合したジンジャーの香りは、ジンジャエールなどの飲料にも使われている。強い辛味はジンゲロールとショーガオールで、こちらの成分は精油には含まれない。

| 成分 | 含有量 |
|---|---|
| ジンギベレン | 40% |
| α-クルクメン | 17% |
| β-セスキフェランドレン | 7% |
| カンフェン | 4% |
| β-フェランドレン | 3% |
| ボルネオール | 3% |
| 1,8-シネオール | 2% |

（表３１）ジンジャー成分表

第Ⅱ章・アロマセラピーを使う

第２節　精油の種類、芳香の嗅ぎ方、ブレンドオイルの作り方

【フェンネル】

学名：*Foeniculum vulgare*（セリ科）

抽出方法：水蒸気蒸留

抽出部位：果実

ノート：トップ・ミドル

| 成分 | 含有量 |
|---|---|
| アネトール | 85% |
| フェンコン | 3% |
| シス-アネトール | 3% |
| γ-テルピネン | <1% |
| α-ピネン | <1% |
| ρ-サイメン | <1% |
| トランス-β-オシメン | <1% |

（表３２）フェンネル成分表

　アニスと同じ、アネトールを主成分として、健胃効果や消化促進効果があり、カレー用スパイスとして、あるいは口中清涼効果を目的としたオーラルケアなどに使われる。

【ブラックペッパー】

学名：*Piper nigrum*（コショウ科）

抽出方法：水蒸気蒸留

抽出部位：果実

ノート：ミドル

| 成分 | 含有量 |
|---|---|
| リモネン | 23% |
| サビネン | 17% |
| β-ピネン | 11% |
| ミルセン | 8% |
| α-ピネン | 6% |
| トランス-β-オシメン | 3% |
| β-セリネン | <1% |

（表３３）ブラックペッパー成分表

　コショウ特有のスパイシーノートを持った香りだが、ピリッとした辛味を呈する成分ピペリンは水蒸気蒸留では得られないため、精油には辛味はない。

⑥　樹脂精油

【フランキンセンス】

学名：*Boswellia carterii*（カンラン科）

抽出方法：水蒸気蒸留

抽出部位：樹脂

ノート：ベース

| 成分 | 含有量 |
|---|---|
| α-ピネン | 41% |
| リモネン | 17% |
| サビネンハイドレート | 11% |
| α-ツエン | 6% |
| ρ-サイメン | 5% |
| ミルセン | 5% |
| サビネン | 4% |

（表３４）フランキンセンス成分表

　乳香の樹脂から水蒸気蒸留した精油で、特有のバルサムノートとやや動物的な酸臭を感じる。溶剤抽出したレジンは、濃厚なバルサムノートで、こちらは樹脂を焚いたときの香りに似ている。

## 【ベンゾイン】

学名：*Styrax benzoin*（エゴノキ科）

抽出方法：溶剤抽出

抽出部位：樹脂

ノート：ベース

| 成分 | 含有量 |
| --- | --- |
| 安息香酸ベンジル | 39% |
| ベンジルアルコール | 39% |
| 安息香酸 | 18% |
| 桂皮酸エチル | <1% |
| バニリン | <1% |
| シンナムアルコール | <1% |
| 桂皮酸ベンジル | <1% |

（表３５）ベンゾイン成分表

　甘い香りの樹脂から溶剤抽出して得られるベンゾインは、現在はスマトラが主産地だが、タイで得られるベンゾインが高級品とされている。甘く粘りのある香りは保留効果が高く、フレグランスのベースノートとしての役割をしている。

## 2. 芳香の嗅ぎ方

　精油成分の「香り閾値」は、香りの専門家パネラーによる検定結果から、リナロールでおよそ 6ppb（parts per billion）、ゲラニオールで 40ppb と、香りを知覚できる濃度は極めて低く、極微量の分子が空間を漂っていても、香りを感じることができる。閾値は成分それぞれによって異なり、金木犀の香りであるα-ヨノンはリナロールよりも 30 倍低い 0.2ppb であり、一般の精油に比べて金木犀は、花が咲いている場所からかなり離れていても香りを感じることができることの理由である。

　このように、精油成分の香りは極めて希薄でも香りとして感知できることから、対象的に、高濃度では不快に感じることもあるため、「適度な濃度」で香りを漂わせることが重要なポイントになる。

　それでは「適度な濃度」というのは、どれくらいの濃度になるのだろうか？　香りの感じ方には個人差があり、閾値を検証する専門家パネラーの感度は研ぎ澄まされていることと、特別な環境で検証をしているために極めて高く、これに対して一般の人たちの感度は専門家パネラーの 100～1000 倍と推定され、0.1～1ppm（parts per million）以上の濃度で香りを感じることになる。

　芳香蒸留水に溶け込んでいる精油成分は、リナロールでおよそ 1300ppm、ゲラニオールで 100ppm になる。リナロールはローズウッドやラベンダーなど、ほとんどの精油に含まれる成分で、スズランの香りが特徴である。また、ゲラニオールはローズやパルマローザなど、こちらも多くの精油に含まれるローズ様の香りを持った成分である。

　一般に、芳香蒸留水の香りが快適に感じるということの理由は、溶け込んでいる精油成

分の濃度が、私たちが香りを感じる濃度の100〜1000倍程度で、ちょうど快適感を感じる量であるということにある。

精油原液をムエットにつけて香りを嗅ぐということは、香りを職業としている人たちにとってはよいのだが、一般の方々の中には不快に感じる場合が多くあり、そのために香りを心地よく感じるというよりも「刺激」になる傾向にある。

そこで、香りを嗅ぐときには、以下のように希釈することを推奨する。

- 0.1％エタノール希釈液：エタノールは沸点が低いため蒸発しやすく、そのときに精油の香り成分を持ち上げる効果（リフティング効果）があり、精油濃度が低くても強く香る。
- 1％ホホバ油希釈液：ホホバ油は揮発しないため、香りを閉じ込める効果（保留効果）があり、そのため、エタノールより高い濃度でもそれほど強く香りを感じることはない。
- 空間の香り（6畳の室内）：6畳の室内空間はおよそ25 m$^3$であり、0.25gの精油をディフューザーで拡散させると0.01ppmになる。香りを感じるぎりぎりの濃度になるが、空間に漂わせる場合にはわずかに感じる程度の方が心地よく感じられる。

このように、希釈する溶媒によって濃度を変えること、空間に漂わせるときなど、シーンに応じて濃度を変えることが、香りを快適に感じることのポイントになる。

# 3. ブレンドオイルの作り方

アロマセラピーでは、同じような作用を持った精油をトップ・ミドル・ベースノートそれぞれから選んで、数種類をブレンドしたオイルが使われる。

○処方例

- リラックスブレンド：　レモン：ラベンダー：シダーウッド＝2：3：1
- 安眠ブレンド：　スイートオレンジ：カモミール・ローマン：サンダルウッド＝3：1：2
- 集中力アップブレンド：　ペパーミント：レモン：ローズマリー＝3：2：1

○ブレンドする滴数比

選ばれる精油とブレンド比は、沐浴、吸入、空間、コスメなどのアプリケーションによっても異なり、記載されている書物やネット情報などそれぞれで異なったブレンドが紹介され、また手持ちの精油に制限があることなどから、どのブレンド比を選択するのか迷うの

が現状である。

　精油の心理作用は、その精油が好きか嫌いかによっても異なり、一般に鎮静効果があるといわれている精油でも、その香りになじめない個人にとっては逆効果になる場合もあり得る。そこで、心理効果を得たいのであれば、日常親しんでいる精油を選択するのがよいだろう。また、香りを嗅ぐときの濃度は、前述のように100倍程度に希釈して、ソフトな香りにするのがポイントである。

　精油の生理効果については、エビデンスに基づいたものとそうでないものがあり、選択に迷うところだが、抗菌効果、抗酸化効果、抗炎症効果などについては多くの学術研究が行われ報告されていることから、アロマセラピーで紹介されている各種精油には一定の効果が期待できる。

　ブレンドは香りのパフォーマンスを高めるのに重要で、特に精油の香りで快適感を得たい場合には、配合に気を配る必要がある。ポイントとしては、①閾値の低いまたは濃厚な香りの精油はできるだけ少量使うこと、②好きな香りの精油をボディー（主要精油）として使うこと、③好まない香りはブレンドに使用しないこと。

① 閾値の低いまたは濃厚な香りの精油を多く配置すると、その精油の香りが全体を支配してバランスが悪くなる（例えばパチュリ、ガルバナム、イランイラン、ジャスミン、ローズなど）
② 好きな香りを多く配置することで、香りの嗜好性が高まる
③ 好まない香りを加えると、その香りばかりを意識してしまうため嗜好性が悪くなる

　これらは心理効果を期待した場合で、生理効果の場合は、それぞれの精油に適不適があるので、香りの嗜好性については、ある程度我慢が必要である。

　19世紀になって合成香料が出現するまでは、動物香料も含めた天然精油が使われていて、ある程度完成度の高いフレグランスが作られていた。合成香料を使わずに精油だけでファンシーフレグランスを作るには香り素材が不足しているため、パリの調香師が作るような豪華なものはできないが、自然素材で作った優しい香りのフレグランスを作ることができる。こちらのほうは本題と離れるため、これ以上の解説はないが、アロマセラピーだけでなく、オリジナルの香水作りも心の安らぎになるので、楽しんでいただきたい領域でもある。

### 参考文献
1. 長島司（2012）『ビジュアルガイド　精油の化学』フレグランスジャーナル社

# 芳香物質の体内動態
## ～芳香物質はどのようにして体内に入るのか～

**塩田清二**
(一般社団法人日本アロマセラピー学会理事長・一般社団法人日本ガーデンセラピー協会会長・
星薬科大学先端生命科学研究所特任教授)

**平林敬浩**
(星薬科大学先端生命科学研究所)

**竹ノ谷文子**
(星薬科大学総合基礎薬学教育研究部門〈分子生理科学〉)

## 要旨

芳香物質の体内動態は、大きく分けて、吸収（血液あるいはリンパなどに移行）、分布（体内の組織あるいは細胞に移行）、代謝（酵素により別の化合物に変換）、排泄（体外への排出）の4つに分けて考えることができる。さらに精油の体内吸収過程においては、経肺的、経鼻的、経口的および経皮的吸収が行われ、精油は体内のいろいろな場所に移行してその生理的あるいは薬理的作用を及ぼすと考えられる。また経鼻的に吸収された精油はその他の経路とは異なり、鼻腔内の嗅細胞の特異的な受容体に結合し、その結果嗅細胞が興奮し、嗅神経を介して脳の嗅球に情報が伝達され、最終的には大脳皮質で匂い情報が分析統合される。また自律神経系あるいは内分泌系さらには免疫系にも精油は大きな影響を及ぼすことが最近の研究で明らかになってきている。今後ヒトでの臨床研究の実験データの集積が待たれる。

キーワード；
日本語：アロマセラピー、精油、経鼻的吸収、経皮的吸収、経口的吸収
英　語：Aromatherapy, Essential oil, nasal absorption, epidermal absorption, oral absorption

## 1. はじめに

　芳香物質は、紀元前3000年前からエジプトで儀式において香油として使われていた。時代が下り、20世紀後半になって精油の成分をトリートメントによって皮膚から体内に吸収させる方法が考案され、さらに現在では精油を飲んだり（経口摂取）、あるいは座薬として医療の現場で使われている。最近では、アロマセラピーが補完・代替医療の一つとして認知されてきており、医療の場において精油が医療従事者の中で盛んに使われるようになってきている。

　ストレスの多い現代社会では、癒しを求めて精油の香りを楽しむアロマセラピーが好まれている。アロマセラピーは、精油の持つ様々な作用を利用して、医療の場やサロンでは芳香療法や沐浴の他にトリートメントもかなり頻繁に行われている。精油の成分は成分分析表に数値で表されているが、人体への有効性の評価は曖昧な言葉で表現されているに過ぎず、どの程度精油が人体に対して効果があるかについては明確ではない。精油を医療の場で使用するためには、より科学的な検証を行い、様々な生理・薬理作用やその効果を数値化するなど目に見えるかたちにする必要がある。そのためには、まず精油が体内にどのような経路で吸入され、体内の種々の臓器にどのように作用するかについて知る必要があり、精油の体内動態を明らかにすることが必要である。

　精油の体内動態は一般的に以下4つの段階から構成されると考えられる。

① 吸収：精油が投与部位から血液中あるいはリンパ液へ移行する過程をいう。体内への吸収経路としては、経鼻的、経肺的、経皮的、経口的吸収などがある。経口的に投与した場合には、腸管特に肝臓の酵素による処理過程が問題となる。
② 分布：血中の精油が組織あるいは細胞に移行する過程をいう。
③ 代謝：生体内の酵素により、精油が別の化学構造を持った化合物に変換される過程をいう。
④ 排泄：精油あるいはその代謝産物が体外へ排出される過程をいう。

　アロマセラピーは、精油が心と体に作用して起こるいろいろな体験をすべて含んでいるため、体への生理作用を生体情報として目に見えるかたちにして評価する必要がある。生体情報を目に見えるかたちにする方法として、心電図計、脳波計、血圧計、超音波、MRI（磁気共鳴画像）など様々な機器が使用され、コンピュータによるデータ解析が行われている。そこで、アロマセラピーで精油が体内にどのようにして吸収されるか、その吸収経路を解剖学的に見ていくことにする。

## 2. 精油の体内への吸収について

　精油が体内に吸収される過程では、経肺的、経鼻的、経口的、経皮的吸収が行われると考えられる。ほとんどの場合、精油は全身あるいは局所の血液循環に入り、脳を含めて腸管など様々な末梢臓器およびその組織・細胞に吸収されると考えられる。精油の組織内分布については、血液灌流や組織における結合の差、部位によるpHの差、細胞膜の透過性の差など一般の薬物代謝と単純な比較はできないが、これらのことを十分に考慮する必要性がある。しかし、精油の場合には、ほとんどのものが揮発性であり、しかも膜を容易に通過できると考えられるので、一般的な薬物代謝とは異なり、上記のことはそれほど組織内吸収過程の障害とはならないと考えられる。

　通常の薬物の場合を考えてみると、薬物は脳の毛細血管や脳脊髄液を介して中枢神経系へ移行する。脳は心拍出量の約1/6を受けているにもかかわらず、薬物の脳組織への分布は限られている。脂溶性薬物（例えばチオペンタール）は脳内に入り、その薬理作用を速やかに発揮するが、多くの薬物特に水溶性が高い薬物はゆっくりと脳内に入る。脳の毛細血管の内皮細胞は、非常に強く結合しているように見えるが、それは水溶性物質の拡散を遅くすることに役立っている。またもう一つの水溶性物質に対する重要な関門として、グリア細胞（星状膠細胞）が毛細血管の壁を構成する内皮細胞の基底膜に密着していることが挙げられる。毛細血管の内皮細胞と星状膠細胞の両者が合わさって脳血液関門という強固な構造物がつくられ、脳内への物質の輸送がきわめて厳格に調節されている。このように、極性分子は脳内に入ることはできないが、他の多くの低分子の物質（アルコール、塩類、グルコースなど）は組織間液に入ることができる。したがって、精油の脳内への移行は主に神経伝達によって行われると考えられている。

　次に、精油が体内にどのような経路で吸収されるのかについて、解剖学的観点から体内吸収過程を見てみよう。

### 1）経肺的吸収（図1）

　鼻から吸入された精油は空気の中に混入し、咽頭、喉頭、気管、気管支などを経て肺に至る。このうち、鼻から気管支までは空気が通ることから気道と呼ばれており、空気の出入りと発声に関係する。一方、肺の中では、空気と血液との間のガス交換を行うことから呼吸部といわれている。

① 咽頭：咽頭は気道として鼻腔につながり、耳管咽頭口を介して耳の中耳と連絡している。咽頭は、口から喉頭に向かって3つの部位（咽頭鼻部、咽頭口部、咽頭喉頭部）に分けられている。

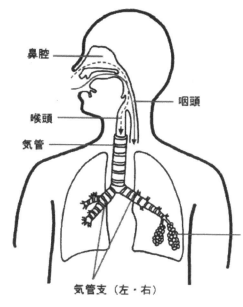

(図1) 経肺的吸収

② 喉頭：喉頭は咽頭の喉頭部からはじまり、気管に移行するまでの長さ約4cmの部であり、気道であるとともに発声器でもある。喉頭を構成している基盤は喉頭軟骨であり、これら軟骨間に関節が作られ、これを動かす喉頭筋の働きで発声を生じる。喉頭筋の支配神経は反回神経（迷走神経の枝）であり、この神経が麻痺をすると声帯が動かず、発声ができにくくなる。

③ 気管・気管支：気管は喉頭に続いて下降する筋・軟骨性の全長10～12cmの管である。途中で分岐して左右の主気管支になり、それぞれ左右の肺に入っていく。右の主気管支は左のものよりも太くて短く傾斜が急であるので、間違って異物が入りやすい。

④ 肺は胸腔内にある一対の器官であり、その表面は2枚の肺胸膜に包まれている。肺の上部を肺尖、下部を肺底といい、横隔膜の上に乗っている。右肺は上・中・下の3つの葉に分かれ、左肺は上・下の2つの葉に分かれる。右肺と左肺の重量比はほぼ10：9であり右肺は左肺より大きい。両肺の内側面を肺門といい、気管支、肺動・静脈、神経、リンパ管などが出入りする。肺の中で気管支は分枝を繰り返し、次第に細くなって最後は肺胞につきあたる。2～2.5cmほどの直径を持つ気管が、最後は3～5億個にも及ぶ直径0.3mmほどの小さな肺胞になっていく。

　肺の構成単位は肺小葉といわれ、呼吸気管支とその末端に連なる5～20個ほどの肺胞という袋からなる。肺胞の外壁は毛細血管が籠のように周囲を取り囲んでいる。そのため、空気中から取り込んだ酸素は、その毛細血管の中を流れる血液に送られ、また逆に血液からの二酸化炭素を空気中へ送り返す働きをしている。外界からの空気はこの肺胞内に入り、肺胞壁の上皮を介してその壁にある毛細血管内の血液とガス交換を行う。

第3節　芳香物質の体内動態　～芳香物質はどのようにして体内に入るのか～

肺の空気の部分と血液の間の酸素と二酸化炭素の交換は、呼吸膜（肺胞壁と毛細血管壁とにより形成）を通過する拡散によって行われる。この膜は極めて薄いためにガスは速やかに拡散する。毛細血管に取り込まれた酸素は血液中に拡散し、その中に含まれるヘモグロビンによって全身の細胞に運ばれ、最終的には細胞内のミトコンドリアに届けられる。そしてATP（アデノシン3リン酸）の合成に利用される。一方、肺胞腔に取り込まれた二酸化炭素は、酸素のたどった道とは全く逆方向に、血液から肺胞の中へ、そして鼻から大気中へと放出される。

### 2）経鼻的吸収（図2）

香りの刺激は、鼻腔の奥上部にある粘膜上皮の嗅細胞で感受され、受け取った化学情報が電気的信号となり嗅神経によって伝達され、嗅球、嗅索を経て大脳辺縁系に達し、視床や視床下部を経て、大脳の眼窩前頭皮質の嗅覚野に入る。香りを吸入させて行う実験では、香りを楽しむ芳香浴などとは異なり、被験者や実験動物（ラットなど）に一定量の精油を一定時間、一定流量で吸入させたときと吸入前の脳内での機能的変化を測定する。

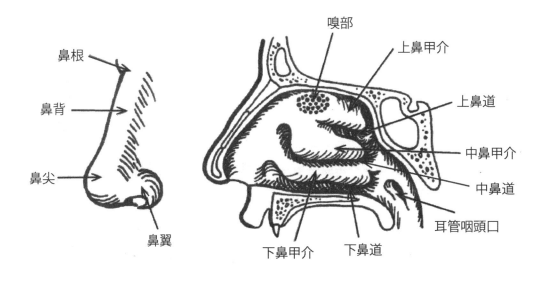

（図2）経鼻的吸収

### （1）鼻腔（図3）

匂いを感じる場所は鼻腔の上部奥にあり嗅部という。この嗅部の粘膜の上皮、つまり嗅上皮は匂いの受容細胞（嗅細胞）とそれを支える細胞（支持細胞）からできている。ヒト

の嗅細胞の数はおよそ500万個であるが、犬では2億個といわれている。鼻には嗅覚を司る嗅上皮と呼ばれる領域に匂いの受容体が多数存在している。この嗅上皮には嗅細胞、支持細胞、基底細胞の3種類の細胞がある。嗅細胞は神経細胞の一種であり、嗅細胞はその頭を上皮の上に突き出しており、そこから嗅小毛という数本の毛が伸び出している。匂い分子は粘液に溶けてから嗅毛表面にある匂いのレセプターと結合し、嗅細胞の興奮を引き起こす。このレセプターの種類は1000種類くらいといわれているが、一つの嗅細胞は一種類のレセプターしか持たないといわれている。一方、嗅細胞の下端からは神経突起（軸索突起）が伸び出しており、これが束となって嗅神経となり、篩骨の篩板を貫通して嗅球に達する。

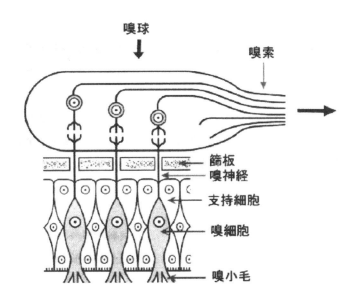

（図3）嗅部と嗅球

① 嗅細胞

　嗅細胞は上皮の中で未分化な細胞から新生を続けている。嗅細胞は老化・脱落すると新しい細胞と絶えず入れ替わっている。嗅細胞はおよそ1ヶ月で新しい細胞に置換する。一般的には、成熟した神経細胞は他の新たな神経細胞に置き換わることはないが、この嗅細胞は神経細胞の仲間であるにもかかわらず新たな細胞に置き換えられるという点で大変特徴がある。残念なことにラットやウサギと異なり、ヒトの場合、いったん完全に障害された嗅細胞からは嗅細胞が再生してこない。この嗅上皮の細胞の突起である嗅小毛に匂いの受容体が分布している。匂いを持つ化学物質で嗅小毛を刺激させるものを「におい物質」という。嗅細胞はこの「におい物質」の化学刺激に反応して電気的に興奮し、嗅覚の反応を生じる。

② 支持細胞

　支持細胞は嗅細胞を物理的に支え、栄養を補給し、電気的に絶縁し、嗅細胞を周囲から

保護している。

③ 基底細胞

基底部にある基底細胞のうち特に基底幹細胞は、支持細胞の底にあって新しい嗅細胞をつくるために絶えず細胞分裂を繰り返している。

## （2）神経から嗅球へ

嗅神経の細長い軸索が篩骨篩板を貫いて伸びている。これら40本あまりの軸索の束が左右の嗅神経となって嗅球と呼ばれている脳の灰白質に投射する。嗅球内部で嗅細胞の軸索終末は、嗅覚伝導路の二次ニューロンの樹状突起や細胞体とシナプスを形成する。嗅球からニューロンの軸索が後方に伸び、嗅索を形成する。嗅索は側頭葉の梨状皮質に位置する外側嗅覚野に入り、ここで匂いとして認識される。また嗅索の軸索のかなりの部分が大脳辺縁系や視床下部に入り、匂いによる情動的な反応や匂いの記憶を呼び起こす反応に関与する。

## （3）嗅球から大脳へ

外側嗅覚野からは、視床を介して直接あるいは間接的に大脳皮質の前頭葉に投射する。匂いの同定と識別に重要な領域は前頭眼窩野である。嗅覚伝導の際には右半球の前頭眼窩野がより活性化する。精油の香り刺激が脳活動変化に及ぼす作用を調べた研究では、ラットに精油を吸入させた後に動物専用のfMRI（機能的磁気共鳴画像）を用いることにより、精油の匂い刺激がどのように嗅覚系を介して脳に作用するかが明らかになっている[1)2)]。この研究では、基準臭の他に複数の精油が使用され、精油のにおい刺激により、fMRIから得られた画像から、嗅球、第一次嗅皮質および高次脳部位の神経活動の変化が明らかになり、精油のにおい刺激がどのように嗅覚系を介して脳に作用するかの手がかりがつかめた。

## （4）自律神経系

嗅覚は、大脳辺縁系や視床下部の機能と密接に連絡していることから、香りの様々な生理作用は大脳辺縁系や視床下部を介して自律神経系へも影響を及ぼすと考えられる。

リラクセーション効果や鎮静効果を評価した研究では、精油の香りが副交感神経活動に及ぼす影響を心拍計で心拍変動を測定し周波数解析が行われている。この解析は、アロマセラピーのリラクセーション効果の検証に有効であること、香りの好みの違いで副交感神

経反応が異なると考えられている[3]。精油に対する好みが自律神経系に与える影響を生理学的に測定した研究では、自律神経の応答を血圧、脈拍、体温、瞳孔径、末梢血管の血流量などが測定された。自分の好きな精油の吸入では、末梢の血流量が増大し、末梢温度のわずかな上昇、瞳孔の縮小傾向が認められたことから、交感神経系の抑制、副交感神経系の促進効果が示唆されている[4]。吸入による自律神経反応を生理的に調べた研究では、精油吸入時と空気吸入時の心電図、血圧などを連続記録、測定することにより交感神経と副交感神経の作用を捉え、精油吸入時には交感神経活動が抑制され、副交感神経活動が活発化されることによって精神的緊張が低下することが示唆されている[5]。

### 3）経口的吸収（図4）

ヒトの口腔内および腸管各部での精油の吸収においては、粘膜上皮への精油の取り込みにはほとんど差が見られないと考えられる。しかし、血流への移行速度つまり粘膜への滞留性は上皮の厚さに依存し、部位によって大きく異なると考えられる。経口投与された精油は、錠剤あるいはカプセルとして投与されるわけではないので、粘膜上皮から吸収が起こる前に崩壊し、溶解する必要はない。したがって経口的吸収された精油は、消化管の粘膜上皮と直接接して膜を通過して速やかに毛細血管あるいはリンパ管に吸収されるものと考えられる。

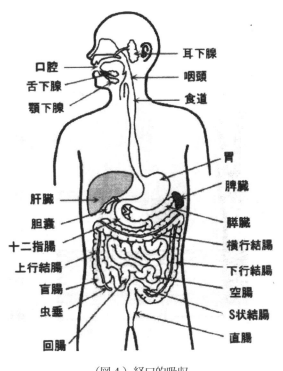

（図4）経口的吸収

### （1）口腔

精油の経口投与後の体内吸収経路としては、消化管の内側にある粘膜上皮細胞の膜を通過する輸送が考えられる。経口投与後の吸収は、消化管内の内腔pH、内腔容積あたりの表面積、血液の灌流、胆汁、粘液の存在、上皮細胞膜の相違などによって一定ではないと考えられる。口腔粘膜は、上皮が薄く豊富な血流量があることから、精油の吸収に都合よ

い。精油が粘膜上皮に接して吸収量を多くするためには、頬粘膜に直接投与するか、あるいは舌下投与すれば、精油の長時間の滞留が期待され吸収はより多くなると考えられる。

## （2）胃

胃は比較的大きな上皮細胞を持つが、薄い粘膜層であり、精油が接触する時間が比較的短いと考えられるので吸収は限られる。

## （3）小腸（図5）

小腸は消化管において最大の吸収表面積をもっている。十二指腸内のpHは4～5であるが、下部回腸ではよりアルカリ性となりpHは8に近づく。小腸は十二指腸、空腸、回腸の3部からなり、特に空・回腸の粘膜はその吸収面積を広くするために輪状ヒダを備えている。その表面には無数の小さい突起である腸絨毛を持っている。絨毛の芯には細い動・静脈、毛細血管網、毛細リンパ管（乳び管）がある。

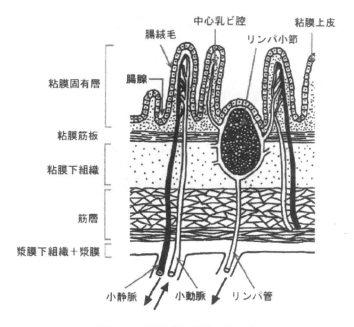

（図5）小腸絨毛と血管・リンパ

精油は可溶性リポイドで水に溶けずアルコールや油脂などに溶ける物質であるので、絨毛を介して小腸に取り込まれ、毛細血管壁あるいは乳び管からそれぞれ血液あるいはリンパ管に入ると考えられる。一般的に、単鎖脂肪酸は親水性であるが、非常に小さい。サイズが小さいので水に溶けて絨毛の上皮から拡散で入り、単糖類やアミノ酸と同じ経路で絨毛内の毛細血管に入る。長鎖脂肪酸とモノグリセリドは大きく疎水性なので、胆汁に含まれる胆汁酸塩と結合してミセル（小片）となり毛細血管よりも大きな穴のあいた乳び管に入り、そこからリンパ管、胸管を経て左鎖骨下静脈のところで血液に入る。最近われわれは、ラベンダー精油をラットに経口投与して内臓を調べたところ、肝臓の脂質代謝に影響を及ぼすことを明らかにした[6]。

## 4）経皮的吸収（図6、7）

経皮的吸収とは、精油が皮膚から浸透し、体内に吸収されることをいう。皮膚の機能としては、保護作用、感覚器、脂肪の蓄積、分泌作用、体温調節作用などが考えられる。皮膚感覚としては触覚、圧覚、痛覚、温冷覚などが挙げられる。経皮的吸収を理解するためには、皮膚の構造を知っておく必要がある。皮膚は、表皮と真皮からなり、その一番下層に皮下組織がある。皮膚の厚さは体部位によって異なり、1～4mmくらいである。手のひらや足裏では厚く、まぶた、耳介、陰嚢などでは薄い。

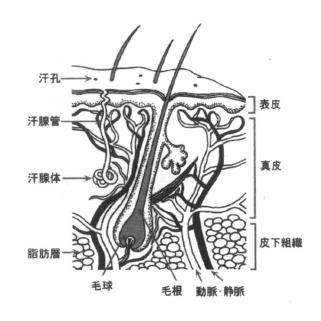

（図6）皮膚（有毛）

皮膚の固有色は個人あるいは人種などによって多様であるが、その基本は表皮の基底層の色素に基づく。精油の透過の主たる隔壁は角質層であるので、陰嚢、顔面、頭皮など、角質層が薄い皮膚では経皮的吸収が速い。皮膚のサイクルは28日間といわれており、約1ヶ月で皮膚は更新される。

表皮には水と油の層があり、元来混合しない水と油を乳化させる成分である界面活性化剤はこの表皮のバリアゾーン（皮膚にとって異物となるものの浸透を表皮自ら防御機能として働きその侵入を防ぐ）を通過するといわれる。皮膚のバリアー機能は角質層に由来し、角質層の透過性を促進することが重要である。角質層のバリアー機能は、表皮細胞の細胞間隙にラメラ層として存在する非極性脂質によると考えられている。

## （1）表皮

表皮は角質層、透明層、顆粒層、有棘層、基底層と5つの層に分類されており、それぞれが独自の機能を持ちながら表皮として機能している。表皮は皮膚の最外層をなす細胞層であり、重層扁平上皮からなる。組織学的には上から角質層、淡明層（透明層）、顆粒層、基底層が区別される。角質層は扁平な細胞からなり、絶えず表面からはく離脱落していく。垢は死滅した角質層の細胞に、汗やあぶらが混在したものである。皮膚の上皮の新

生は基底層で行われる。またこの基底層の基部にはメラニン細胞があり、色素顆粒を持っている。

### （2）真皮

表皮の下層の結合組織層であり、血管や神経に富む。真皮は表皮層に乳頭状に突出しているが、そのときに毛細血管に富む血管乳頭と知覚性神経終末に富む神経乳頭とが区別される。乳頭の配列は、皮膚表面に凹凸を生じ、手のひらや足裏や指では顕著であり、掌紋、足底紋、指紋として現れるが、いずれも個人差があるので法医学上の個体鑑別に使われる。

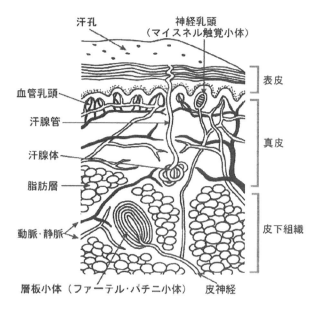

（図7）皮膚（無毛）

### （3）皮下組織

疎性の結合組織であり、一般的に大量の脂肪細胞が存在する。皮下脂肪の多少によって皮下組織の層の厚さが異なる。皮下脂肪が発達している部位としては、頬部、乳房、下腹部、臀部、手のひら、足裏などである。また皮下脂肪の少ない部位としては、まぶた、耳介、陰嚢などがある。またこの場所には静脈や神経などが走る。

### （4）皮膚に分布する神経終末

皮膚には以下の知覚性神経終末が分布している。大部分の終末装置は真皮と皮下組織に見られる。

① 自由終末：知覚神経終末の末端が特殊の装置を作らずに樹枝状に分岐して真皮および表皮内まで見られる。

② 触覚小体（マイスナー小体）：手のひら、手指、足裏、足指などの真皮内の神経乳頭内に見られる。触覚の情報を中枢に伝える。

③ 層板小体（ファーテル・パチニ小体）：皮下組織にある大型で長楕円状の層板構造をしている小体である。層板内に神経線維が分布している。手や足の指に多く見られ圧覚に関与している。

（5）皮膚の付属器

皮膚の付属器としては毛と爪がある。さらに分泌腺としては脂腺、汗腺、乳腺などがある。

① 毛：全身のほとんどの皮膚にある。毛は皮膚内にある毛根と表面にある毛幹とからなり、毛根の下端は毛球となりその内部には血管に富む毛乳頭が入り込む。毛の成長は毛球の細胞分裂によって行われる。毛根は表皮とその下の真皮の結合組織が一部落ち込んで毛包ができ、そこに脂腺と立毛筋が付着する。立毛筋は平滑筋であり交感神経支配を受ける。爪は指端の表皮の一部が角化したものでその保護作用がある。

② 付属腺：表皮の一部が真皮あるいは皮下組織に落ち込んでできた腺が脂腺、汗腺、乳腺などの腺である。脂腺は皮下層にあり、脂肪分を毛根に分泌することから毛包腺ともいわれる。汗腺には2種類あり、全身の皮膚に分布する小汗腺（エクリン腺）と脇の下や乳輪、肛門、外陰部、外耳道などに見られる大汗腺（アポクリン腺）がある。いずれも分泌腺の終末部は真皮から皮下組織にかけて見られ、そこから管が伸びて表皮の表面まで達する。大汗腺はその細胞の一部が分泌液中に出されるために臭気と色を持ち、特に脇の下で顕著であり、腋臭（ワキガ）の原因となる。

## 3. おわりに

精油の持つ様々な作用を期待して医療現場へのアロマセラピー導入が増えているが、芳香療法やトリートメントに対する体内吸収とその動態および臨床効果の評価は、明確とはいえないのが現状である。精油成分が血中にどの程度浸透するかを科学的に測定することにより、臨床効果を評価しようとする研究も進んでおり、精油の体内動態を知る手がかりがつかめそうである。

精油の研究は、まだ始まったばかりで解明しなければならないこと、検討しなければならないことが多数あるが、確実に一歩ずつ前進しているといってよい。アロマセラピーをより安全でよいものにするためには、研究室から出された実験結果をどのように受け止め、科学的にその結果を評価し、その結果が普遍的でありさらに再現性のあることを実証しなければならない。アロマセラピーを、動物実験のデータに基づいてそれをヒトに応用し、その効果を高めていくためにも、種々の疑問点や問題点などを解決していく努力が求められている。なお、最新のアロマセラピーの研究成果および情報については拙著（7）を参照いただければ幸いである。

参考文献

1. 近藤高史、山田朱織、塩田清二、鳥居邦夫（2004）「精油のにおいと脳活動変化」『日本アロマセラピー学会誌 3（1）』pp.23-28

2. Kondoh T, Yamada S, Shioda S and Torii K（2005）「Central olfactory pathway in response to olfactory stimulation in rats detected by magnetic resonance imaging」『Chem Senses 30 Suppl 1』pp.172-173

3. 谷田恵子（2004）「真性ラベンダーの香りが副交感神経活動に及ぼす影響：心拍変動の周波数解析を用いた検証」『日本アロマセラピー学会誌 3（1）』pp.145-50

4. 加藤幸子、木暮守宏、笠原多嘉子、久光正、秋本恵実、小林博子、嶋津秀昭（2005）「アロマセラピーでの精油に対する好き嫌いが自律神経系に与える影響」『日本アロマセラピー学会誌 4（1）』pp.41-46

5. Samantha Dayawansa、梅野克身、矢田幸博、永嶋義直、小野武年、西条寿夫（2005）「天然匂い物質"セドロール"吸入による自律神経反応」『日本アロマセラピー学会誌 4（1）』pp.17-21

6. Kubo H, Shibata J, Saito T, Ogawa T, Rakwal R, Shioda S et al（2015）「Unlaveling the rat intestine, spleen and liver genome-wide transcriptome after the oral administration of lavender oil by a two-color dye-swap DNA microarray approach」『Plos One 10（7）』

7. Hori M, Kubo H, Shibato J, Ogawa T, Wakamori M, Masuo Y, Shioda S, Rakwal R（2016）「Unraveling the rat blood genome-wide transcriptome after oral administration of lavender oil by a two-color dye-swap DNA microarray approach」『Genomic Data 8』pp.139-145

8. 塩田清二（2012）『＜香り＞はなぜ脳に効くのか　アロマセラピーと先端医療』NHK出版

# 芳香の薬理作用

篠原久仁子

(フローラ薬局代表取締役・昭和大学兼任講師・東京薬科大学客員教授)

## 要旨

精油の吸収経路には経鼻、吸入、経皮、経口などの方法があり、投与法によって、吸収経路や薬理作用が異なる。精油に含まれる有機化合物が複雑に影響し合っており、単一成分それぞれの薬理作用のみでは解明できないが、以下のような芳香の薬理作用がわかっている。においの電気信号が脳を刺激して発生する作用として、自律神経の調整、内分泌の調整、免疫系の調整、認知機能の向上、感情・情動行動の調整などがある。経鼻吸収に経皮吸収を組み合わせたときの代表的な作用として、鎮痛作用があるが、緩和医療に役立つ。主に経皮吸収による作用には、抗炎症作用、抗菌・抗神経作用などが知られる。数多くの精油に抗菌作用が知られる。特に抗菌作用が強いのがティートリーで、微生物の細胞膜の脂質二重層を溶解し、死滅させる働きも認められ、カビなどの真菌を抑える作用もある。本節では、芳香の薬理作用、芳香成分の作用、応用を解説する。

キーワード；
日本語：芳香、薬理作用、有効成分、精油、抗菌作用、有機化合物
英　語：aroma, pharmacological effect, effective ingredient, essential oil, antibacterial effect, organic compound

# 1. 芳香の薬理作用とは

　精油は、植物から抽出された100%天然の芳香物質である。その一滴には、数十から数百の有機化合物が含まれている。

　精油は、有機化合物のため①揮発性、②芳香性、③脂溶性、④可燃性を持ち、精油の瓶を開けると、揮発性で、芳香性を持つため、強い香りを放つ。アロマセラピーは、芳香療法といわれ、この植物の芳香成分を抽出した精油を医療分野で応用し、治療や症状の緩和を行う補完・代替医療の一つである。

　精油の吸収経路には経鼻、吸入、経皮、経口などの方法があり、投与法によって、吸収経路や薬理作用が異なる。精油に含まれる有機化合物が複雑に影響し合っており、単一成分それぞれの薬理作用のみでは解明できないが、以下のような芳香の薬理作用がわかっている。

## 1）においの電気信号が脳を刺激して発生する作用

① 自律神経の調整

　精油の揮発性の芳香成分を嗅ぐことによって、鼻から入り嗅粘膜・嗅覚受容体・嗅細胞でにおい分子の情報が電気信号に変換され、嗅神経から嗅球を経て、大脳辺縁系、視床下部に伝達される。さらに脳幹を経て自律神経系に作用し、交感神経と副交感神経のバランスを整える。例えば不眠症には、いくつか原因があるが、夜間に副交感神経が優位にならず入眠できないタイプには、精油の芳香がリラックスさせ、眠りにつきやすい環境となって、自律神経の不調を調整する働きを持つ。

② 内分泌の調整

　脳の下垂体から分泌される下垂体前葉ホルモンが、副腎皮質や甲状腺、卵巣に到達すると、指令によりそれぞれの器官から多種のホルモンが分泌される。精油の内分泌（ホルモン）を調整する作用は、更年期障害や月経前緊張症候群などの治療にも応用されている。

③ 免疫系の調整

　免疫系は、視床下部が司ると考えられている。精油の芳香成分によって、視床下部を活性化し、免疫系の働きを向上させることが期待される。

④ 認知機能の向上

精油の香りを嗅ぐことにより、アルツハイマー型、非アルツハイマー型いずれの認知症の患者においても、物忘れなどの認知機能が向上することが報告されている。

⑤ 感情・情動行動の調整

感情や情動は、大脳辺縁系の特に、扁桃体と呼ばれる場所が司っているとされる。精油の芳香成分により発生した神経インパルスが、大脳辺縁系に働きかけて、不安感やうつ状態などの改善効果も見られる。

## 2）経鼻吸収に経皮吸収を組み合わせたときの代表的な作用

精油は、肝臓、肺、リンパ系、腎臓、腸、汗腺などの機能を調節し、粘液、大便、尿、月経血などに含まれる物質の排泄を促進する。解毒作用または血液浄化作用示される。多くの精油が次に挙げる薬理特性を持っている。

- リンパ作用：リンパ系の組織浄化を促進する。
- 発汗作用：発汗を促進する。それにより、皮膚の排泄機能を促進する。
- 去痰作用：粘液の除去を促進する。呼吸器系機能を助ける。
- 利尿作用：放尿を促進する。腎臓の排泄機能を助ける。
- 暖下作用：腸の動きを促進する。よって、大腸の排泄機能を助ける。
- 通経作用：月経を促進する。よって、月経を促進する。

⑥ 鎮痛作用

精油の鎮痛作用は、オピオイド（モルヒネなどの鎮痛作用を持つ様々な物質）受容体に結合して疼痛(とうつう)を抑える作用や組織の損傷により生成される生理活性物質、プロスタグランジンの生合成を阻害する作用が知られる。アロマセラピーは、痛みの閾値を変えることによって、特にがん性疼痛を抑え、痛みを緩和することも報告されている。痛みの予防・緩和、特にがん患者の終末期の緩和医療に役立つ。

## 3）主に経皮吸収による作用

精油の有機化合物は、分子量が500以下と小さいために、表皮から真皮へと吸収され、真皮にある毛細血管から全身へ運ばれる。

第4節　芳香の薬理作用

⑦ 抗炎症作用

　炎症は、局所の病的刺激に対する血管および組織の防御反応である。炎症を促進させる化学的因子としては、ヒスタミン、セロトニン、ブラジキニン、プロスタグランジン、サイトなどがあり、精油がこれらの物質の産生を阻害し、炎症を鎮める働きがあると考えられている。ただし、精油の種類により作用する炎症物質が異なるので、症状に合わせて精油を選択する。タイム、ナツメグ、ラベンダー、カモミール、ティートリーは、ヒスタミン、プロスタグランジン、ロイコトリエンなどの炎症因子の分泌を抑制する。

　セージ、ティートリー、タイム、メリッサは、好中球の活性酸素の産生を阻害し、抗酸化作用により抗炎症作用を示す。抗炎症作用の強さは、精油により異なるが、好中球の活性は、レモングラスとゼラニウムが最も強く抑制する。

⑧ 抗菌・抗神経作用

　数多くの精油で抗菌作用が知られる。特に抗菌作用が強いのが、ティートリーで、微生物の細胞膜の脂質二重層を溶解し、死滅させる働きも認められ、カビなどの真菌を抑える作用もある。その阻害作用は、フェノール、アルデヒド類が強く、続いてアルコール、ケトン、オキシド、テルペンの順位に抗菌作用が低下する。抗真菌作用は、フェンネル、クローブ、タイム、ティートリーの精油に認められている。

## 2. 精油の有効成分と薬理作用

　精油には、数十から数百の成分からなる有機化合物であるが、主要な有効成分の薬理作用と割合から、精油の薬効の目安を表すことができる。よく使われる精油の有効成分に以下のものがある。

① テルペン系炭化水素類（抗菌・消炎）

　精油に含まれている有機化合物は、炭素を含む化合物であるが、テルペン類は、イソプレン単位（$C_5H_8$）の倍数（$C_{10}H_{16}$）で構成され、抗菌、消炎作用を持つといわれている。
＜主要成分＞リモネン、α-ピネン、テルピネン、ミルセン
＜代表的な精油＞グレープフルーツ、レモン、スイートオレンジ、ティートリー、ジュニパーベリーなど
＜主な薬効＞消毒、殺菌、抗ウイルス、抗炎症作用

② セスキテルペン系炭化水素類

イソプレンの単位が3個結合したもの。($C_{15}H_{24}$）に含まれている有機化合物は、モノテルペンより分子量が大きいため、揮発性が低く、強い匂いを持つ。
＜主要成分＞カマズレン、ゲルマクレン、カリフィフィレン、サンタレン、テルピノレン、パチュレン、ベルガモテン、モネン、α-ピネン、テルピネン、ミルセン、
＜代表的な精油＞カモミールジャーマン、クローブ、サンダルウッド、パチュリなど
＜主な薬効＞消毒、抗菌、抗炎症、鎮静

③ モノテルペンアルコール

10個の炭素原子（$C_{10}$）を持つ鎖状炭素骨格に水酸基（―OH）が結合したもの。毒性が低く、皮膚刺激が少ない。
＜主要成分＞ゲラニオール、シトロネロール、テルピネール7、テルピネオール、テルピネン-4-オール、ネロール、ボルネオロール、メントール、リナロールなど
＜代表的な精油＞ゼラニウム、ティートリー、パルマローザ、ペパーミント、ラベンダー、ローズなど
＜主な薬効＞抗菌、抗真菌、抗ウイルス、免疫賦活、強壮、駆虫

④ セスキテルペンアルコール

15個の炭素原子（$C_{15}$）を持つ鎖状炭素骨格に水酸基（―OH）が結合したもの。精油の特徴となるものが多い。酸化することによって、香りが長持ちするもの。
＜主要成分＞サンタロール、セドロール、ネロリドール、パチュロール、ビサボロールなど
＜代表的な精油＞カモミールジャーマン、クラリセージ、サイプレス、サンダルウッド、ニアウリ、ネロリなど
＜主な薬効＞抗炎症、消毒、強壮、刺激

⑤ エステル類

有機酸とアルコールがエステル結合したもの。R-COOH+ROH ⇒ R-OO-R
加水分解を起こしやすい。果実嗅と芳香嗅が存在する。
＜主要成分＞酢酸リナリル、酢酸ゲラニウム、酢酸ベンジル、サリチル酸メチルなど
＜代表的な精油＞イランイラン、カモミールローマン、クラリセージ、ジャスミン、ベルガモット、ラベンダー
＜主な薬効＞鎮痙、鎮静、抗炎症、抗真菌

第4節　芳香の薬理作用

⑥　オキシド類
　環状構造の中に酸素原子がある。皮膚刺激がある。
＜主要成分＞1.8シネオール、リナロールオキシドなど
＜代表的な精油＞カモミールジャーマン、ニアウリ、ユーカリ・ラジアータ、ローズマリーカンファなど
＜主な薬効＞去痰作用、呼吸器と消化器に対して刺激作用あり

⑦　アルデヒド類
　鎖状炭素骨格にアルデヒド基が結合したもの。反応性強い、酸化してカルボン酸になる。レモングラスに含まれるシトラールは、昆虫の忌避作用あり。
＜主要成分＞ゲラニアール、シトラール、シトロネラール、ネラール、アニスアルデヒド、クミンアルデヒド、桂皮アルデヒド、など
＜代表的な精油＞シトロネラ、ミルラ、レモングラス、レモンユーカリなど
＜主な薬効＞抗炎症、鎮静、血管拡張、強壮、解熱

⑧　ケトン類
　環状炭化水素にケトン基（―CO―）が結合したもの。神経に対して毒性あり。ツヨシは流産惹起（じゃっき）作用あり。
＜主要成分＞アトラントン、カンファー、クリプトン、ジャスミン、ツヨシ、メントンなど
＜代表的な精油＞カモミール・ジャーマン、カンファー、セージ、ヒソップなど
＜主な薬効＞去痰、鎮静、鎮痛、粘液溶解、消化、創傷の治癒

⑨　フェノール類
　環状炭素骨格に水酸基（―OH）が結合したもの。皮膚や粘膜への刺激が強い。妊婦には使用を控える。
＜主要成分＞オイゲノール、カルバクロール、チモールなど
＜代表的な精油＞クローブ、タイム、オレガノ、バジルなど
＜主な薬効＞消毒・防腐、抗菌、抗真菌、抗ウイルス、免疫賦活、殺菌

## 3. 代表的な精油と薬理作用、応用例

① イランイラン
＜成分＞酢酸ベンジル、ρ-クレジルメチルエーテル、リナロール、酢酸ゲラニル、ゲルマクレンDなど
＜薬理作用＞鎮静作用、性的増強作用
＜応用例＞インドネシアでは、イランイランの催淫作用を利用して、新婚カップルが夜を過ごす日に、イランイランの花びらを撒き散らす習慣があるとされるが、不妊症が問題になっている日本においてもインポテンツの治療に応用することがある。月経前緊張症候群などにも応用する。

② オレンジ（スイート）
＜成分＞リモネン80％、ミルセン、リナロールなど
＜薬理作用＞消化器系の機能亢進、強壮作用、空気中の殺菌作用
＜応用例＞レモンと同じくリモネンが主成分である。不安神経症やパニック障害の治療にも応用される。

③ カモミール・ジャーマン
＜成分＞α-ビサボロール、カマズレンなど
＜薬理作用＞抗アレルギー作用、抗炎症、創傷治癒の促進作用
＜応用例＞香りの成分は、カミツレの花にのみあり、有効成分アズレンは、消炎、粘膜保護作用からアズノールの軟膏やうがい薬、胃粘膜保護剤などの薬として用いられている。アロマセラピーとしても、消炎効果を期待して、塗布やマッサージに応用される。

④ カモミール・ローマン
＜成分＞プロピルアンジェレイト、ブチルアンジェレイトなど
＜薬理作用＞鎮静作用、抗痙攣作用
＜応用例＞エステル成分が多いため、鎮静効果があり、プチグレン、ラベンダーについで効果が高いといわれる。カモミール・ジャーマンと異なり抗アレルギー作用はない。更年期の不定愁訴などに応用。

⑤　クラリセージ
＜成分＞酢酸リナリル、リナロール、スクラレオール、酢酸ネリルなど
＜薬理作用＞抗痙攣作用と月経促進作用、女性ホルモン様作用、分娩時の鎮痛、分娩促進作用
＜応用例＞酢酸リナリルの含有が多く、鎮静効果が高い。女性ホルモン様作用もあるため、月経前緊張症候群や更年期障害の応用に向く。

⑥　グレープフルーツ
＜成分＞リモネン、クマリンなど
＜薬理作用＞リンパ系を刺激して皮膚の浮腫を改善、空気中の殺菌、消化器系促進作用
＜応用例＞リンパ浮腫の改善などに応用。光毒性注意。

⑦　クローブ
＜成分＞オイゲノール、酢酸オイゲニル、カリオフィレンなど
＜薬理作用＞筋肉や関節の抗炎症、鎮静作用、強い殺菌作用、抗ウイルス作用
＜応用例＞多くの芳香成分がフェノール類であるため原液では用いず、1％程度に薄める。

⑧　サイプレス
＜成分＞δ‐カレン、α‐ピネン、セドロール、テルピネンなど
＜薬理作用＞静脈系やリンパ系のうっ血除去作用、エストロゲンの分泌刺激作用、殺菌作用
＜応用例＞下肢静脈瘤、気管支炎、月経困難症などに応用。

⑨　サンダルウッド
＜成分＞α‐サンタロール、β‐サンタロール、酢酸サンティル、サンタレンなど
＜薬理作用＞尿路系の感染に対する殺菌作用、鎮静作用、強心作用
＜応用例＞乾燥性の咳、緊張緩和などに応用。

⑩　シトロネラ
＜成分＞ゲラニオール、シトロネラールなど
＜薬理作用＞殺菌作用、消炎作用、殺虫・虫除け
＜応用例＞虫除けのアロマスプレー、殺菌、消炎などに利用。

⑪ ジャスミン
＜成分＞酢酸ベンジル、リナロール、ゲラニオールなど
＜薬理作用＞抗菌作用、分娩促進作用、
＜応用例＞分娩促進、不眠症などに応用。

⑫ ジュニパー
＜成分＞α-ピネン、サピネン、テルピネンなど
＜薬理作用＞利尿作用、殺菌、抗ウイルス、解毒作用、抗炎症作用
＜応用例＞膀胱炎などに応用。

⑬ ゼラニウム
＜成分＞シトロネロール、ゲラニオール、リナロール、シトロネリルファーミエート、酢酸ゲラニルなど
＜薬理作用＞抗真菌作用、月経前緊張の緩和、血圧降下作用
＜応用例＞不眠症、ストレス緩和、高血圧の人に使用。

⑭ タイム
＜成分＞チモール、ρ-シメン、γ-テルピネン、カルバクロールなど
＜薬理作用＞抗感染作用、強壮作用、毛細血管の循環促進作用
＜応用例＞リウマチの関節痛などにも用いられる。

⑮ ティートリー
＜成分＞テルピネン-4-オール、γ-テルピネン、α-テルピネンなど
＜薬理作用＞細菌、ウイルス、真菌に対する殺菌作用、免疫刺激による抵抗力上昇作用
＜応用例＞喉の炎症の他、白癬菌や創傷部へなどに応用。

⑯ ネロリ
＜成分＞リナロール、リモネン、β-ピネン、酢酸リナリル、ネロール、ジャスモンなど
＜薬理作用＞抗うつ作用
＜応用例＞抑うつ気分、高血圧発作にも用いられる。

⑰　ペパーミント
＜成分＞メントール、メントン、酢酸メンチルなど
＜薬理作用＞殺菌作用、表面麻酔作用、冷却作用
＜応用例＞鼻づまり、乗り物酔い、胃痛などに応用。

⑱　ベルガモット
＜成分＞酢酸リナリル、リモネン、ベルガプトン、リナロール、ネロールなど
＜薬理作用＞抗菌、抗真菌作用、抗酸化作用、鎮静作用
＜応用例＞抑うつ気分などに応用。

⑲　ミルラ
＜成分＞$\delta$-エレメン、$\beta$-エレメン、$\alpha$-コバインなど
＜薬理作用＞抗ウイルス作用、殺菌作用、消炎作用
＜応用例＞単独では用いず。

⑳　ユーカリ
＜成分＞1,8シネオール、$\alpha$-ピネン、グロブロール、リモネンなど
＜薬理作用＞去痰作用、抗菌作用、気管支症状改善
＜応用例＞風邪などに応用。

㉑　ラバンジン
＜成分＞リナロール35％、酢酸リナリル20％、カンファー10％、1,8シネオール10％など
＜薬理作用＞抗炎症作用、鎮静作用、抗痙攣作用、抗菌作用
＜応用例＞ラベンダーと香りは似ているが、酢酸リナリル含有量が少なく、カンファーなどを含むので筋肉痛、肩こりなどに応用。

㉒　ラベンダー
＜成分＞酢酸リナリル48％、リナロール、酢酸ラベンディル、テルピネンなど
＜薬理作用＞鎮静作用、抗痙攣作用、血圧降下、利尿
＜応用例＞不眠、痙攣、頭痛などに応用。

㉓　レモン

＜成分＞リモネン、α‐ピネン、β‐ピネン、サピネンなど

＜薬理作用＞鎮静、収斂、強壮、血流改善作用、血行促進作用

＜応用例＞静脈瘤、昼間の認知症の覚醒に応用する場合もある。

㉔　レモングラス

＜成分＞ネラール、ゲラニオール、シトロネロール、酢酸ゲラニル、ミルセンなど

＜薬理作用＞抗菌、抗真菌、健胃、血管拡張作用、鎮痛作用、鎮静作用

＜応用例＞自律神経失調症、下肢静脈瘤、気管支炎、月経困難症などに応用。認知症の予防効果も報告されている。

㉕　ローズオットー

＜成分＞シトロネロール、ゲラニオール、ネロールなど

＜薬理作用＞鎮静作用、強壮、収斂、降圧作用

＜応用例＞鎮静、更年期障害などに応用される。

㉖　ローズマリー

＜成分＞1,8シネオール、α‐ピネン、カンファー、リモネン

＜薬理作用＞抗酸化、消化機能促進、鎮静、殺菌作用、去痰作用など

＜応用例＞気管支炎などに。

**参考文献**

1. 日本アロマセラピー学会編（2008）『アロマセラピー標準テキスト　基礎編』pp.150-177、丸善出版

2. 塩田清二（2012）『＜香り＞はなぜ脳に効くのか　アロマセラピーと先端医療』pp.177-196、NHK出版

3. 川端一永ら（2002）『医療従事者のためのアロマセラピーハンドブック』pp.115-201、メディカ出版

4. 篠原久仁子（2016）『アロマセラピーを生かした地域薬局の健康サポート薬局の機能と役割』pp.16-19、フレグランスジャーナル社

5. 日本アロマセラピー学会編（2016）『アロマセラピーのための精油ハンドブック』pp.114-172、丸善出版

第4節　芳香の薬理作用

# アロマセラピーにおける副作用

鳥居伸一郎

(鳥居泌尿器科・内科)

## 要旨

精油の副作用の理解に関しては、単に禁忌表を暗記するだけでは不十分である。まず副作用の概念をよく理解し、作用によるもの、個体差によるもの、アレルギーによるものを分別し、さらに、精油の特殊性、特に中枢神経系への作用を理解した上で副作用を軽減する方法を各自考えることが必要である。それにより、ある程度の忍容性にある副作用を鑑みても主作用が十分期待できる治療は行われるべきであり、それには副作用をも熟知したアロマセラピーを実践することが不可欠と考える。

キーワード；
日本語：アロマセラピー、精油、副作用、安全性、薬理学的作用
英　語：aromatherapy, essential oil, side effect, safety, pharmacological effect

## 1. はじめに

アロマセラピーを安全に行うためにはその副作用を十分知らなければならない。精油は比較的医薬品と比べて安全とされているが、各精油の適用疾患や適用症状などが曖昧であり、精油それぞれその薬理学的効果や作用機序に関して十分理解されておらず、さらには医薬品と比べて安全性対策が不十分であるのが現状である。さらに副作用、相互作用、禁忌を表記したテキストはいくつか見受けられるが、それらはおおよその人数での安全性を担保にとっているにすぎず、精油それぞれ、人それぞれにおいて精油の作用は未知数である。

しかし西洋医学から副作用の概念を学び、それを精油学に展開させて精油の副作用を理解すれば、より効果的な精油の選択法や治療法が期待でき、より安心して精油のさらなる利用が期待できる。

## 2. 副作用とは

### 1）副作用とは

副作用とは医学では、医薬品の使用に伴って生じた治療目的に沿わない作用全体を指すと考えられる。また臨床試験では一般的に、被験者に生じた好ましくない医療上のあらゆるできごとを有害事象といい、そのうち医薬品と有害事象の間に少なくとも合理的な可能性があり、因果関係を否定できない反応を副作用と呼んでいる。ただし、すべての薬には副作用があるのが事実であり、期待される主作用に比べて、発現頻度が低く、副作用があったとしても忍容性の高い副作用であるものが一般的によい医薬品とされる。さらに副

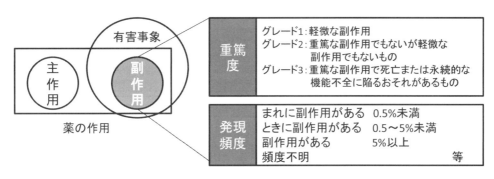

（図1）副作用

第5節　アロマセラピーにおける副作用

作用の発現に関しては明らかにその医薬品が原因と考えられる場合からほぼ、もしくは全く原因と考えられない場合をランク分けし、さらにはその重篤度や発現頻度もランク分けしながら認容性の判断材料としている（図1）。

| 生薬 | 副作用 |
|---|---|
| 甘草 | 偽アルドステロン症 |
| 麻黄 | エフェドリン中毒 |
| 附子 | 動悸・のぼせ・しびれ |
| 山梔子 | 腸間膜静脈硬化症 |
| 黄芩 | 間質性肺炎 |

参照　漢方210処方　生薬解説
編集/昭和漢方生薬ハーブ研究会　発行/株式会社じ

（表1）生薬と副作用

また医薬品の副作用は発現時に国としてビッグデータで蓄積されるシステムもある。また漢方は副作用がないとよくいわれているが、もちろん漢方の専門医からするとすべての漢方にも副作用があるといえる。そのため、漢方でも明らかに漫然とした投薬は避けるべきである。実際に、漢方における間質性肺炎や腸間膜静脈硬化症などは、漫然とした投与により引き起こされ危惧される副作用として注目されている。代表的な漢方の副作用については表1の通りである。

精油においても常に有害事象の発現を予想しながら使用することは、アロマセラピーを他人に行う場合のみならず、自分で行う場合でも必要である。

| | 副作用機序 | | 西洋薬の例 |
|---|---|---|---|
| 1 | 主作用が予想を超えて発現してしまう場合 | 薬の薬理作用によるもの | 降圧薬の降圧作用による血圧の下がり過ぎ・ふらつき |
| 2 | 本来持っている望ましくない作用が予想を超えて発現してしまう場合 | | 解熱鎮痛剤の作用機序による胃腸障害 |
| 3 | 他の薬剤との相互作用による場合 | | ソリブジン（帯状疱疹治療薬）とフルオロウラシル（抗がん剤）の併用による血液障害 |
| 4 | 個体差のばらつきのために1、2が通常使用の予想を遥かに超えて発現してしまう場合 | 患者の個体差によるもの | 禁煙補助剤の中枢作用による吐気・悪夢 |
| 5 | アレルギー反応による場合 | | ペニシリン注射によるアナフィラキシー・ショック |
| 6 | 催奇形性や乳児における影響など、妊娠中、授乳中の場合 | 薬の毒性によるもの | サリドマイド（睡眠薬）の催奇形性による胎児奇形 |
| 7 | 発がん性の場合 | | インスリンのがん促進作用（それを否定する報告もある） |

（表2）副作用機序

副作用として考えられる作用機序としては表2に示した通り以下のことが考えられる。
① 主作用が予想を超えて発現してしまう場合
② 本来持っている望ましくない作用が予想を超えて発現してしまう場合
③ 他の薬剤との相互作用による場合

④ 個体差のばらつきのために1、2が通常使用の予想をはるかに超えて発現してしまう場合
⑤ アレルギー反応による場合
⑥ 催奇形性や乳児における影響など、妊娠中、授乳中の場合
⑦ 発がん性の場合

以上を十分検証した上で、医薬品は完成される。また医薬品以外でも、摂取する物質には常に上記を検討した上で使用することが望ましい。

## 2）アロマセラピーにおける現状での副作用の理解について

アロマセラピーの安全性や副作用においては、現在のところロバート・ティスランド氏の概要を継承することが一般的である。

### （1）過剰摂取

いわゆる急性経口毒性から考えると過剰摂取といわれ、動物実験ではLD50（半数致死量）に比べて何%の使用量なのかというところがその基準となる。ただし、経皮吸収や芳香における使用に関してはその基準が曖昧であるのも事実である。また、経皮吸収の場合には精油のキャリアオイルに対する%濃度が重要視されてはいるが、実際は経皮吸収の作用副作用には、精油の総量が大いに関係すると思われる。

例えば、ユーカリ精油の過剰摂取（誤飲）による昏睡状態の記録[1)2)]などがある。

### （2）神経毒性

精油の適量使用においても、神経毒性（望ましくない中枢神経系作用）が出現する場合がある。

この場合は精油の効果の個体差、もしくは個々によって望ましい精油の種類が異なり、時に全く逆の作用機序の精油を使用したものと考えられる。

精油成分のカンファーの神経毒性はよく知られており、カンファーを多く含むローズマリー等は使用量や方法など注意が必要である。また、セージ精油やヒソップ精油の神経発作の報告なども見られる[3)]。

### （3）精油の吸入による急性呼吸器系反応

精油の吸入において、最も考慮する必要があるのが喘息発作である。この場合も、精油

自体の作用による場合と精油へのアレルギー反応（抗原抗体反応）による場合とに分類される。

アレルギー反応は個体差があるため、一般的に喘息によいと考えられるラベンダー精油や 1,8-シネオールを含むユーカリ精油等においても予期せぬ反応が起こる可能性はある[4)5)]。

### （4）皮膚刺激

皮膚への使用により、炎症や搔痒などを引き起こす刺激性を示す精油がある。精油を皮膚に塗布したときの影響については、青らが精油ごと、成分ごとの細胞毒性について研究し報告している[6) 7)]。細胞毒性の強い精油はできるだけ皮膚塗布を避ける、または低濃度での使用がよいと考えられる。

### （5）アレルギー性接触皮膚炎

一般的にはより低濃度の希釈精油の方が、皮膚アレルギーが出にくいと考えられる。精油の至適濃度は各々の精油により異なるが、Crossらによれば、ティートリー主成分のテルピネン-4-オールが選択的に経皮吸収されるが、1.8シネオールはほとんど吸収されないとされる。さらに、テルピネン-4-オールの表皮到達度は低く、皮膚表面から高度に吸収される確率は低いようである[8)]。

有害事象の例としては、タジェット精油やシナモン精油、クローブ精油によるアレルギー性接触皮膚炎の報告[9)]などがある。

### （6）光毒性

精油が皮膚に存在する場合に、非常に低濃度でも紫外線に当たることにより起こる皮膚の炎症をいう。医薬品の場合は経口薬でも光毒性は存在するが、精油の場合は経皮吸収や施術後は紫外線をあえて浴びない工夫が必要となる。

ベルガモット精油他、フロクマリン類含有の柑橘系精油などに光毒性の危険性がある[10)]。

### （7）通経性

アロマセラピーでの用語として、なんらかのホルモン作用、もしくはホルモン類似作用により、月経に影響する（多くは女性ホルモンに対して誘引的に働く）ことをいう。精油の通経性自体は不利益な作用ではなく、通経性イコール流産誘発性というわけではないが、影響がほとんど明らかになっていないため、妊娠中に使用を控える必要があるという意味

で考慮すべき作用の一つとして挙げた。

一般的に通経性があるとされる精油には、クラリセージ、サイプレス、マジョラムなどがある。

### （8）発がん性

長期の使用による発がん性に関しては、文献上存在する、または精油内の主要化学物質においては発がん性が指摘されているものがある。組成成分のサフロール、メチルオイゲノール、エストラゴールは発がん性を有し、それらを含む精油には、含有量は種類によって異なるがカンファー、タラゴン、バジルなどがある。

さらに、ホルモン依存性のがんに関してはその使用方法（例えば乳がんにおける通経作用のある精油）など再考の必要があるかもしれない。

## 3. 副作用の分類とその考え方

前項より、医学的副作用とアロマセラピーにおける副作用では考え方の相違が見られる。しかし、それらを総合的に考えることにより、アロマセラピーの副作用を再考することができる。

アロマセラピー各協会のテキストなど、一般的には表3のような精油の禁忌や注意事項について言及されている。例えば禁忌の症状や状態には高血圧、てんかん、妊娠中、授乳中、抑うつ、飲酒時、多量・長時間使用、日光下使用などがある。禁忌は、精油の副作用のために絶対的に使用してはならない場合を指しているが、禁忌となっていないからといって副作用がなく、必ずしも安全に使用できるというわけではない。そこで、個々の症状・状態の理解を以下の分類によって行うことにより、副作用への理解と安全性の高いアロマセラピーが行えると考えられる。

### 1）薬理学的作用機序の理解のすすめ

精油の作用機序においては、一般的には嗅神経刺激による直接ブロードマン領野における大脳前野の嗅覚に関係する部位に作用しているとされる。また、吉岡らによるとなんらかの間接的作用により、別領野に作用しているとも考えられる[11]。さらに梅津らによると吸入により血中に入った精油成分が血液脳関門を通過して中枢神経系に作用していると

| 精油 | 禁忌の症状・状態 |
|---|---|
| イランイラン | 敏感肌、集中したい時、長時間用いる、高濃度で用いる |
| オレンジ スイート | 直射日光下 |
| クラリセージ | 月経過多、妊娠中、飲酒、集中したい時 |
| グレープフルーツ | 直射日光下 |
| サイプレス | 妊娠中 |
| サンダルウッド | 抑うつ時 |
| ジャスミン | 妊娠中、集中したい時、高濃度で用いる |
| ジュニパー | 月経過多、腎臓障害、妊娠中、授乳時 |
| ゼラニウム | 妊娠中 |
| ペパーミント | 月経過多、てんかん、妊娠中、敏感肌、授乳時 |
| ベルガモット | 直射日光下 |
| ラベンダー | 妊娠中初期 |
| ローズマリー | 高血圧、月経過多、てんかん、妊娠中 |

(表3) 精油の禁忌・注意

考える立場もある[12)][13)]。筆者は薬理学的作用機序を考えるには後者の考え方を応用する場合が多い。その場合は血中濃度と実際の脳神経に対する精油の作用を考えるが、極めて簡単に説明すると精油の効果は、揮発性を主体とした非イオン系の親油性の精油の大脳皮質における吸入麻酔薬的な全般的抑制的効果と、各精油における脳内神経伝達物質に類似した作用の特性の差異（つまりは精油がノルアドレナリン、セロトニン、ドパミン、アセチルコリンなどのどれに、より親和性があるか）が精油の本来の作用と考える立場である。この場合、嗅覚の慣れや血中濃度の維持の説明が必要となる。ただし、これも最近のAI（人工知能）から脳を考える工学系脳科学者により説明される可能性がある。すなわち、認知症も認知機能のデータが壊れるわけではなく、その検索エンジンが不調なだけで記憶はビッグデータとして存在するため、深層学習などの重み付けの変更により、その検索エンジンを調整することで認知機能を復活させることができるとされる。すなわち、いわゆるブースター的に精油を用いることにより、アロマセラピーの効果は血中濃度や脳神経に対する作用時間にかかわらずに作用、さらには副作用が出現すると考えられる。

　そのため、精油の作用を考える場合には、精油の作用機序とその分類として脳内神経伝達物質別に考える必要がある。

　以下が、筆者が考える精油のモノアミン分類である。

　簡単に考えると
・　ノルアドレナリン　　　元気の精油

- セロトニン　　　　　　安心の精油
- ドパミン　　　　　　　満足の精油
- （・　アセチルコリン　認知の精油といえるかもしれない）

## 2）薬理学的作用機序による副作用

精油の作用を3つのモノアミンで考えると、その作用は直接副作用に転じる（表4）。

元気の精油群は、一般的に血圧は上昇し、気管支は拡張する、つまり高血圧には禁忌となる。また過覚醒の状態を作りやすいと考えるため、不眠や動悸、脳波異常による発作誘発なども考えられる。

安心の精油群は、比較的、薬理学的作用に照らし合わせると禁忌は少ないものと考えられる。

満足の精油群は、ドパミン作用により満足感が出現しやすくなり、結果的にはGABA系の作用も出現するため、吐き気や眠気、集中したいとき、多量に用いる場合には注意を要する。

| 精油 | 考えられる副作用・禁忌 |
|---|---|
| 元気の精油<br>（ノルアドレナリン） | 高血圧 |
| | 不眠 |
| | 動悸 |
| | 脳波異常による発作誘発 |
| 安心の精油<br>（セロトニン） | 副交感神経活性による喘息発作 |
| 満足の精油<br>（ドパミン） | 吐き気 |
| | 眠気 |
| | 集中したいとき |
| | 多量に用いるとき |

（表4）精油の薬理学的機序による副作用

## 3）個体差によるもの

芳香による作用機序が、血中濃度や血液脳関門を通過した後の脳神経作用の作用時間にかかわらない、いわゆるブースター的作用も含めて考えるとすれば、2）の作用の個体差はそのまま、気質（モード）の違いや、その治療の方向性の違いとなり、治療の方向性と異なった精油を気質の合わない患者に使用することにより、明らかに個体差といわれる適量使用量でも、容易に副作用は出現する可能性がある。また、アルコール依存症の患者がアルコールを嗅げば、よいにおいと感じるであろうし、漢方使用でも自分の偏った状態を治そうとする漢方（例えば認知症の陽性の周辺症状（BPSD）に抑肝散など）はそれをあえて拒否する患者もあり、「良薬口に苦し」は自分の無意識の偏りを修正する薬に対する無意識の抵抗とも考えられる。すべての患者において自分の好きな香りの精油が最適では

なく、むしろ合わない場合も少なからずあるということを知っておくべきである。

ラベンダーの吐き気やクラリセージの悪夢などは、吐き気止めのプリンペラン（抗ドパミン薬）やベルソムラやロゼレムの明晰夢（間接的なオレキシン、メラトニン調整作用）などで説明できる。

### 4）アレルギー反応

アレルギー反応は、個体差が極端に出現した場合と天然物質からの抗原抗体反応によるものが考えられる。かつてオレンジの精油を待合室に芳香させていたときに、治療濃度とは到底考えられない、アレルギー患者を見たことがある。芳香にしろ経皮吸収にしろ、極少量の医学的に説明できない量でも副作用が出現する可能性がある。

### 5）妊娠中、授乳中の考え方

医薬品の場合は、妊娠中、授乳中の使用に関しては一定の基準を設けて副作用の軽減に向けて最大限の配慮をしている。ただし、催奇形性や胎盤通過性などのデータを用いるのはもちろんであるが、最近は安全データのないもの、使用経験のないものは一貫して禁忌にしている医薬品もあり、その場合はFDA（アメリカ食品医薬品局）やTGA（豪州医薬品庁）といった海外の基準を参考にして、その医薬品使用の得失を検討する場合が多くある。また漢方に関しては一般的には妊娠中、授乳中には比較的安全に使用できるとあるが、それも実際には科学的な根拠が完全にあるわけではない。また漢方の、特に日本の処方薬に入る漢方はほぼすべて直接的な性ホルモン作用があるとは考え難く、つまりは漢方のホルモン作用は、間脳下垂体を介した上位中枢からの内分泌系作用と考えられる。すなわち精油のエストロゲン様作用や通経作用等も直接的な性ホルモン作用と間脳下垂体を介したFSH（卵胞刺激ホルモン）、LH（黄体形成ホルモン）によるホルモン作用とも考えられる。

また胎盤通過性の作用機序は血液脳関門の通過に類似しており、つまりは非イオン系、親油性、低分子の精油が胎盤をも通過する可能性があり、この場合は催奇形性とともに胎児の中枢神経抑制作用も考慮すべきかもしれない。

### 6）発がん性

精油の中心となる化学物質には発がん性が懸念される物質がある。特に漫然とした長期

使用は慎むべきであろう。

### 7）光毒性

光毒性を示すものは、圧搾法で抽出した精油がほとんどである。この場合は、紫外線に当たる時間帯を避ける使用方法が必要となる。

### 8）吸入と経皮吸収による差異

吸入と経皮吸収では、正反対の作用を示したという報告（塩田、2012）もあるように、吸入と経皮吸収では、主に作用する精油成分や作用機序が異なる場合もあると考えられる。すなわち同じ精油を用いても、選択するアロマセラピーの方法によって副作用にも違いがあることを考慮すべきである。

## 4. 精油の経口投与の副作用について

日本では精油の飲用は禁忌とされてはいるが、熟知したアロマセラピストは、自己責任において精油の飲用を精油ごとに検討していることもまた事実である。

実際、海外では日常的に精油の経口による治療を実践している組織もある。内服を前提とした大規模、詳細なデータがないため、日本での経口による使用は今後も一般的になることはないと思われるが、口腔内使用は実際的に実験データとしてわが国でも散見されている。

個体差の問題、アレルギーの問題もあり、極少量の精油の量でも重大な副作用が発生する可能性はもちろん存在する。つまりは安易な長期的な内服は慎むべきであるが、セラピストとして、科学者として禁忌を知ってその使用方法について勘案することはアロマセラピーの発展においては必要だろう。

## 5. 精油の高濃度使用、原液塗布の副作用について

精油の安全濃度に関しては一般的には2％、治療目的でも最大で10％とされている。

しかしこれもあくまでおおよその基準であり、各精油においてはその至適濃度はもちろん異なると考えられる。また濃度のみが重要視される傾向にあるが、特に経皮吸収に関してはその全体量もまず考慮すべき課題である。さらに高濃度や原液使用に関しては、純粋な科学的見地からは神経根による直接的作用や、鍼灸における作用機序からのブースター的使用方法、筋弛緩薬の脊髄内使用などの西洋医学の新しい見地からの使用方法等による効果の増強を狙った治療戦略なども勘案して、一括的な全面的否定ではなく、再考し使用方法の拡大の検討の余地はあるかもしれない。

## 6. 副作用から見た将来性

　精油を現在の雑貨扱いから医薬品、医薬部外品、特定保健用食品、機能性表示食品、食品添加物など一定の価値を見出すためには、国内の省庁などの法令を熟知して、それぞれに適合した安全性、副作用のデータの蓄積がアロマセラピーを専門的に学び、実践する者として必要と考えられる。治療効果や品質の安定などの天然成分からなる精油の前途は決して安穏としてはいないが、より効果と副作用の関係に関しては熟知する必要がある。

　そのためには安全使用の基準づくりが必要となり、医薬品レベルでの製品としての精油の信頼性とその使用における再検討もまた必要となってくる。

## 7. 術者の副作用に関して

　最も考慮しなければならないのは、患者以外の副作用である。患者はある意味では治療を目的として精油を使用しているわけであり、それ以外の者は別の次元での副作用を考えるべきである。一つは術者の副作用であり、慢性的に高濃度の精油を経皮、吸入で取り込んでいる可能性がある。それに関しては、放射線科従事者の被曝の概念を参考に、より一層注意して検討しなければならない案件と考える。また人工空間に無意識の精油を長時間に芳香として使用する場合も、今後はその使用方法についてフレグランスの安全性のリスク評価をする香粧品香料原料安全性研究所（RIFM）などを参考に検討する必要がある。

参考文献

1. Gurr FW, Scroggie JG（1965）『Australian Annals of Medicine No.14』pp.1238-1249
2. Patel S, Wiggins J（1980）『Arch Dis Child No.55（5）』pp.1405-1406
3. Millet Y, Jouglard, Steinmetz MD, et al（1981）『Clin Toxicol No.18（12）』pp.1485-1498
4. Ueno-Iio T, Shibakura M, Yokota K, et al（2014）『Life Sci No.17;108（2）』pp.1109-1115
5. Worth H, Dethlefsen U（2012）『J Asthma 4 No.9（8）』pp.1849-1853
6. 青暢子・清水藍・佐藤和恵・塩田清二（2008）「重項酸素消去活性からみた精油の安全使用について」『日本アロマセラピー学会誌 7（1）』pp.136-142
7. 青暢子（2013）「精油成分の細胞毒性」『日本アロマセラピー学会誌 12（1）』pp.127-131
8. Cross SE, Russell M, Southwell I, et al（2008）『Biopharm No.69（1）』pp.1214-1222
9. BilsLand D, Strong A（1990）『Contact Dermatitis No.23（1）』pp.155-156
10. Kaddu S, Kerl H, Wolf P（2011）『J Am Acad Dermatol No.45（3）』pp.1458-1461
11. 工藤絢子、片岡あい子、藤野冨久江、吉岡亨（2012）「前頭葉が捉える香りのイメージ　近赤外トポグラフィーの応用」『AROMA RESEARCH No.49』pp.9-15
12. 梅津豊司（2009）「精油の中枢薬理作用の研究と最新動向」『Jan J Arom, 9』pp.11-20
13. 梅津豊司（2006）『Umezu T., Behavioral pharmacology of plant-derived substances（15），Effects of menthol on extracellular dopamine, serotonine, norepinephrine and their metabolites in mouse striatum. Comparison with effect of bupropion, methylphenidade and caffeine, J Pharmacol Sci, 100（Suppl.1），63』

# アロマセラピーの特性と留意事項

## 本間請子
（ティアラ21女性クリニック）

## 要旨

アロマセラピーに使用する精油は、自然界の植物から抽出され、命を持ち、個性を持っているという認識を持つことが大切である。芳香は、その匂いを嗅いだ途端に鼻の嗅覚細胞で感知され、直ちに電子信号となり脳に伝わる。有機栽培の植物から抽出された精油が望ましい。精油は原則として薄めて使用する。原則として飲用しない。精油を使用する前には簡単なパッチテストを行い、アレルギーの有無を確認する。光毒性を持つ精油に注意する。アロマセラピーは長期にだらだらと継続施行してはならない。始める前にその精油についてよく勉強することが大切である。

キーワード；
日本語：有機栽培、パッチテスト、光毒作用、抗菌作用、接触性皮膚炎
英　語：organically grown, patch test, phototoxic effect, antibacterial effect, contact dermatitis

## 1. アロマセラピーに使用する精油は「自然界の植物から抽出され命を持ち個性を持っている」ものであるという認識が大切である[1]

　そして、1種類の精油には多種類の成分が含まれている。例えば、図1にはレモンとサイプレスのガスクロマトグラフィーで分析された精油の成分表を示す。これらの多成分がバランスを取り、特徴ある香りを醸し出し温和に効果を示す。精油の成分の一つだけを取り出すと、それのみの香りは悪臭で耐え難いものになることがある。

```
                 レモン                                    サイプレス
        HUILE ESSENTIELLE DE CITRON              HUILE ESSENTIELLE DE CYPRES
              (CITRUS LIMONUM)                      (CUPRESSUS SEMPERVIRENS)

科名：ミカン科         比重：0.8525           科名：ヒノキ科         比重：0.8726
原産国：イタリア       旋光度：1.4748         原産国：フランス       屈折率：1.4739
抽出部位：皮           屈折率：+62.00°        抽出部位：葉           旋光度：+17°
CODE：C200D                                   CODE：C330N
LOT：22047                                    LOT：LF3160491

成分分析結果                                  成分分析結果
  α-ピネン              2.15%                   α-ピネン              57.95%
  β-ピネン             10.50%                   α-フェンコン           0.45%
  サビネン               1.85%                   カンフェン             0.25%
  ミルセン               1.60%                   サビネン               0.75%
  リモネン              67.05%                   β-ピネン               1.21%
  γ-テルピネン           9.10%                   ミルセン               1.93%
  ネラール               1.05%                   δ-3-カレン            14.12%
  ゲラニアール           1.85%                   α-テルピネン           0.28%
  β-ビサボレン           0.70%                   リモネン               2.09%
  酢酸ゲラニル           0.35%                   γ-テルピネン           0.41%
                                                テルピノレン           2.59%
                                                カラハナヘノン         0.03%
                                                テルピネン-4-オール     0.59%
                                                酢酸テルピニル         1.10%
                                                β-カリオフィレン       0.81%
                                                ゲルマクレンD          1.23%
                                                セドロール             0.73%
```

（図1）S社製造のオーガニック精油レモンとサイプレスの成分

## 2. 芳香はその匂いを嗅いだ途端に鼻の嗅覚細胞で感知され直ちに電子信号となり脳に伝わる[2]

　そのため、以下のことに留意しなければならない。
① 芳香療法に使用する精油は、有機栽培されたものでなければならない。農薬が使用されていると、蒸留のときに農薬も濃縮され精油に混入されてしまい、嗅いだときに農薬も脳に伝わる。安物の精油を買い、その匂いを嗅いだら頭痛がしたという話はよく聞かれる。また、マッサージに用いた精油に農薬が含まれていれば、それを身体に塗りこむ

ことになり、危険なことである。
② 使用する精油は人工香料、アルコール類などが添加されておらず、純度の高いものでなければならない。添加物が含まれていれば、その精油は本来の命と個性を失っており、よい香りも穏やかな効能も持たないのである。
③ 「子どもには精油の強い香りを嗅がせてはいけない」これは厳守しなければならない。なぜならば、子どもの脳は発達途上にありフワフワのできたてチーズのようなもので、強い刺激に対して反応が激しく、かつ脳内の抑制系のチャンネルが未発達のため思いもかけない反応を起こす[3]。過去のテレビのポケモンショック事件も、幼児が強すぎる光を受けたために起こった事件である。香りも強いものは子どもの脳に害を及ぼす。事実、強いペパーミントの香りに晒され虚脱状態に陥った子どもの報告があった。

## 3. 精油は原則としてキャリアオイル（植物油）で薄めて使用する

精油は濃縮されたものであるため、原則として原液のままでは使用しない。

濃ければより効果があるということではなく、例えば鎮静作用のある真正ラベンダーは、ティッシュペーパーに1～2滴垂らして嗅ぐと鎮静安眠作用が得られるが、5～6滴では香りが強すぎて不快感を生ずる。また、温度によっても作用が変化する。

また、入浴の際ぬるい湯にラベンダーを滴下した場合は鎮静効果が得られるが、熱い湯の場合は鎮静効果は得られず、むしろ刺激効果に変わる。

ペパーミントは爽やかな心地よい香りですっきりした気分になるが、血管を拡張する作用があるため、濃い香りを嗅ぎ続けると脳内の血管が拡張し頭痛が起こるなど、その作用を知らないと芳香により耐え難い症状も起こってくる。

## 4. 精油は原則として飲用しない

唯一日本で飲用が認められているのはティートリー精油であるが、必ずアロマセラピー認定医師の指導のもとで飲用すること、1回の飲用量は1～2滴（0.05～0.1mℓ）、一日2回程度までとし、1ヶ月以上連用するときは必ず血液検査（白血球数、肝臓機能検査）を受け、副作用の有無を確認し、異常が認められた場合は直ちに使用を中止する。

## 5. 精油に対するアレルギー反応を考慮する [4]

　精油は、自然のものであるが植物であり、人によってはこれに対しアレルギーを持っていることもあるため、初めて使用する場合は、必ず簡単なパッチテストを行い、アレルギーの有無を確認する。

　その方法は、精油の原液を1滴前腕部に垂らし20分間観察し、赤くなったり、痒くなったりした場合、アレルギーありと判断し使用してはいけない。この場合はその部位を無香料石鹸で洗い流し、空気に晒しつつ、しかし光に晒さないようにする。異常がなくとも48時間後にはやはり赤くなっていないか痒くないかを観察し、異常があればアレルギーと判断し使わない。キャリアオイルで薄めてブレンドしたオイルも同じようにパッチテストを行う。

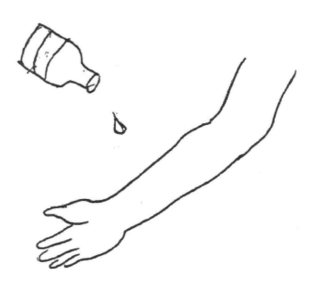

（図2）精油のパッチテスト

前腕に精油の原液を1滴たらす。20分後にその部位が赤くなるか、痒みが出るか、また48時間後にも同様の症状が出るかどうかを観察し、いずれも症状が見られなければその精油は使用可能である。

## 6. 光毒作用を持つ精油に注意する。[5] [6]

　ブレンドした精油を肌に塗布した後、24時間以内に太陽からあるいは日焼けサロンな

どからの紫外線をその肌に受けると、皮膚炎ややけどを起こしてしまう光毒作用を示すことがある。ベルガモット、グレープフルーツ、レモンなどが起こしやすい。最近では化粧品にも芳香成分が加えられていることがあるので、注意を要する。

## 7. アロマセラピーは長期にだらだらと継続施行してはいけない

　症状が緩和してきたら、せいぜい2週間くらいで一時中止するのがよい。特に皮膚に塗布、マッサージする場合である。それは精油というものは油に溶けやすいために、皮膚に塗るとよく滲みこみ、感作されやすい状態になるため、同じ精油を頻回に多く使うと、その精油に対してアレルギー反応を起こしやすくなり、接触性皮膚炎を発病してしまうためである。いわゆるカブレの状態を起こす[4]。

　アロマセラピーにおける精油の使用は―「有効な最小限度の量をできるだけ短い期間使用する」―ことが最良の方法である。

## 8. 精油の抗菌作用は穏やかに作用する

　例えば、指の切り傷の消毒などにはティートリーの3％以下の溶液を使用するが、傷の面は1日1回塗布、3日間消毒するだけできれいになるがまだ菌は存在する。しかし再び化膿させたりはしない。また、化学的に合成された抗生物質のような強力な殺菌作用は持たない。温和な静菌作用と自己の自然治癒力で、傷は治癒に向かうことを念頭に置くことが大切である。精油の抗菌作用は研究され始めて間もないため、判明しているものはまだ少ない。まして、人体に使用できるものはまだまだ少ないのである。汎用されているティートリーについては、広い抗菌作用を持ちかつ耐性菌を生じにくいことが究明されている[7][8]。

## 9. アロマセラピーを始めるときには使う精油についてよく勉強すること

　好みの使いたい香りについて、多くの本を読みあるいはセミナーなどに参加し知識を身につけることが大切である。勉強せずに始めてはいけない。

## 10. 精油を大切に扱う。新鮮なものを使用する[6]

　保存にはガラス瓶内で、遮光状態で15℃前後の温度下が理想的である。古くなって酸化したオイルは、アレルギーの原因となる。

## 11. アロマセラピーと現代医療の併用には注意を要する

　現代医療で病気を治療中で薬を内服、あるいは注射を受けている人は、アロマセラピーを担当医に許可なく併用してはならない。必ず使用する精油や方法を話して承諾を得てから始めること。薬剤と精油がどのように反応するかの基礎的研究はほとんどなされていない。

　しかしほのかな香りを嗅ぐ、部分的にブレンドオイルを使用する、入浴に用いるなどでは経験的に問題がなく許容されているものが多い。

## 12. 精油を要因とした事故に対する対応[9]

　精油は濃縮されたものであるから、薬で例えるならば劇薬と考え、過量に使用したり幼児が誤って飲んだりという事故がないように取り扱わなければならない。

　子どものいる家庭では精油、キャリアオイルおよびブレンドオイルの類は、子どもの手が届かない高所に置くことを厳守する。

　これまでの調査では5歳未満の幼児の誤飲事故が最も多い。万一事故が起こったときは、無理に吐かせようとすると肺の方へ誤嚥し肺炎を起こす危険があるので、まず医療機関を受診することである。また日本中毒情報センター[注釈1]へ連絡を取り意見を聞くこと

もよい。いずれにしても迅速に対応することが肝心である。

注釈
1）日本中毒情報センター
電話にて様々な物質の中毒に対して情報を提供する中毒110
（大阪）072-727-2499
（つくば）029-852-9999


参考文献
1. ロバート・ティスランド、高山林太郎訳（2005）『アロマテラピー〈芳香療法〉の理論と実際 The Art of Aromatherapy』pp.48-52、フレグランスジャーナル社
2. 外池光雄（2003）『においと脳・行動　アロマサイエンスシリーズ21 ②』pp.74-109、フレグランスジャーナル社
3. 金澤治（2005）『デジタル家電が子どもの脳を破壊する』pp.3-238、購談社
4. 安部茂（2004）「アレルギーと植物精油」『aromatopia, 54』pp.5-10
5. シャーリー・プライス（2004）「精油の品質と安全性」『aromatopia, 66』pp.5-12
6. 川口健夫（2004）「エッセンシャルオイルの薬理特性とその適正使用」『aromatopia, 65』p10-15
7. 甲田雅一、本間請子他（2005）「ティートリーの抗菌作用」『日本アロマセラピー学会誌 4（1）』pp.22-27
8. 井上重治、阿部茂（2006）「抗菌アロマセラピーの新たな展開」『Aroma Research, 26』pp.17-27
9. （2004）「エッセンシャルオイルを要因とした中毒事故情報」『aromatopia,66』p.40

# 索 引

**あ行**

アニス　150, 152, 174
アルツハイマー
　――型　171
　――型認知症　36, 123
　――病　106, 107
アロマトリートメント　16, 18, 59, 62〜64, 67, 68, 70〜72
安全性　134, 181, 183, 185, 190
イブン・シーナー　23, 132
イランイラン　38, 83, 146, 155, 173, 175
インスリン　37, 75, 77, 78, 88
オレンジ　11, 27, 36, 38, 49, 53, 66, 110, 145, 148, 151, 154, 172, 175, 188

**か行**

介護職　59, 62〜65, 67〜70, 72, 73
香り閾値　153
香りのパフォーマンス　155
カモミール・ジャーマン　147, 174, 175
カモミール・ローマン　147, 154, 175
看護　29, 30, 44〜48, 50〜55, 63, 73, 80, 105
カンファー　12, 36, 116, 119, 121, 142, 174, 178, 179, 183, 185
漢方　29, 32, 33, 35〜40, 82, 182, 187, 188
規格外農作物　110, 113
機能性香料　104, 110, 114, 128
嗅覚障害　36, 107
禁煙　40
クラリセージ　38, 49, 141, 149, 176, 185, 188
グレープフルーツ　11, 38, 49, 83, 85, 86, 94, 172, 176, 196
クロモジ　10, 36, 40, 55
ケア　16, 26, 29, 30, 37, 45, 47, 48, 52〜55, 59, 60, 63〜69, 71, 72, 111, 114, 143, 146, 149〜152
経口的吸収　157, 163

経皮的吸収　156, 158, 165
経鼻的吸収　160
抗菌作用　16, 19, 24, 28, 46, 61, 65, 119, 121, 169, 172, 177, 178, 196
更年期　28, 31, 37, 38, 170, 175, 176, 179
高齢者施設　59, 60, 62
ココナッツ　13, 80, 81
ごせん桜　111, 112, 139
コリアンダーシード　142

## さ行

サイプレス　38, 49, 83, 85〜88, 148, 173, 176, 185, 193
桜　111, 112, 114, 122, 139
酸化　84, 95, 130, 136, 138, 173, 174, 197
　抗──　97, 110, 114, 116, 117, 119〜126, 128, 155, 172, 178, 179
サンダルウッド　20, 49, 94, 142, 149, 154, 173, 176
シークワーサー　110, 111
遮光瓶　130, 138
ジャスミン　16, 27, 38, 147, 173, 174, 177
ジャン・バルネ　18, 25, 26
蒸留法　9, 10, 23, 108, 109, 132, 135, 141
生活習慣病　29, 37, 39, 75, 76, 82, 85, 86, 88, 97
清潔　61, 65, 130
セージ　10, 24, 172, 174, 183
接触性皮膚炎　133, 196
ゼラニウム　49, 53, 142, 172, 173, 177
セルエキストラクト　41, 66, 111, 112, 116〜128
セロトニン　31, 33, 34, 37, 38, 61, 101, 172, 186, 187

## た行

タイム　24, 172, 174, 177
地方創生　104, 115
超高齢化社会　76
低温真空抽出法　108, 109, 112, 116, 117, 120, 122, 123, 125〜128, 139
ティートリー　16, 25, 144, 149, 150, 169, 172, 173, 177, 184, 194, 196
適温　130

適度な濃度　153
デトックス　94
ドパミン　31, 33, 34, 38, 39, 186〜188

## な行

ニコチン　40
認知症　28, 29, 34, 36, 37, 61, 64, 67, 69, 72, 73, 106〜108, 171, 179, 186, 187
ネロリ　16, 38, 148, 173, 177
農業の六次産業化　104, 109, 110
ノルアドレナリン　31, 33, 34, 38, 186, 187

## は行

パチュリ　38, 94, 142, 155, 173
パッチテスト　192, 195
パルマローザ　143, 153, 173
ハンドトリートメント　65, 67, 69, 70, 73
光毒作用　195, 196
光トポグラフィー　31, 107, 108
ヒノキ　10, 40, 55, 65, 66, 83, 109, 122, 148, 149
ヒバ　55, 65, 109
疲労　31, 36, 38, 40, 62, 65, 75, 86〜88
副作用　17, 39, 71, 132〜134, 180〜183, 185〜190, 194
腹部トリートメント　68, 71
フットトリートメント　62, 68〜71
ブラックペッパー　40, 152
ブレンド　16, 20, 49, 71, 87, 140, 143, 154, 155, 195, 197
ベチバー　38, 143
ペパーミント　38, 40, 49, 65, 66, 82〜84, 87, 88, 143, 154, 173, 178, 194
ベルガモット　27, 49, 85, 146, 173, 178, 184, 196
芳香
　——成分　16, 19, 55, 61, 62, 104, 108, 109, 112, 113, 117, 119, 132, 135〜139, 141, 169〜171, 176, 196
　——物質　9, 105, 156, 157, 170
　——浴　8, 14, 15, 17, 36, 44, 45, 50, 52, 59, 63〜66, 75, 85, 86, 88, 160

## ま行

マカダミアナッツ　75, 77〜81, 87, 88
マジョラム　38, 49, 144, 185
マルグリット・モーリー　18, 26
未病　40, 88
美郷雪華　112, 113, 116〜121
メイラード反応　95, 96
メディカルアロマセラピー　16, 18, 19, 25, 26, 28, 105, 106, 108, 113
メラノイジン　95〜97
ローズ・ダマセナ　148
メリッサ　16, 38, 40, 144, 172

## や行

薬理学的作用　117, 185〜187
薬理作用　8, 25, 26, 46, 49, 50, 61, 99, 157, 158, 169, 170, 172, 175〜179
ユーカリ　49, 150, 174, 178, 183, 184
有機化合物　169〜173
有機栽培　134, 135, 137, 192, 193
有効成分　25, 32, 33, 105, 134, 136, 172, 175
ユズ　55, 109
予防医学　29, 40, 41

## ら行

ラベンダー　10〜12, 15, 16, 18, 24, 25, 27, 36, 38, 49, 52, 53, 112, 114〜119, 121, 135, 139, 141, 144, 153, 154, 164, 172, 173, 175, 178, 184, 188, 194
臨床　18, 21, 25, 27, 28, 31, 34, 35, 40, 45, 50, 51, 54, 55, 76, 78, 88, 105, 116, 117, 120, 123, 126〜128, 156, 167, 181
ルネ・モーリス・ガットフォセ　18, 25, 26, 117
レモン　11, 27, 36, 38, 49, 83, 94, 144〜146, 154, 172, 175, 179, 193, 196
レモングラス　16, 49, 106〜108, 122, 123, 145, 172, 174, 179
ローズマリー　23, 24, 36, 49, 83, 94, 145, 154, 174, 179, 183

# 執筆者一覧 (執筆順)

塩田清二　　　（一般社団法人日本アロマセラピー学会理事長・
　　　　　　　　一般社団法人日本ガーデンセラピー協会会長・
　　　　　　　　星薬科大学先端生命科学研究所特任教授）

本間請子　　　（ティアラ 21 女性クリニック）

竹ノ谷文子　　（星薬科大学総合基礎薬学教育研究部門〈分子生理科学〉）

神保太樹　　　（星薬科大学先端生命科学研究所）

平林敬浩　　　（星薬科大学先端生命科学研究所）

鳥居伸一郎　　（鳥居泌尿器科・内科）

大久保暢子　　（聖路加国際大学基礎看護学 / 看護技術学准教授）

鈴木彩加　　　（国家公務員共済組合連合会虎の門病院看護師）

所澤いづみ　　（メディカルアロマ＆リフレ Tori 代表）

前田和久　　　（北千里　前田クリニック）

中山桜甫　　　（社会学博士・栄養士・料理研究家）

川人紫　　　　（SHIODA ライフサイエンス株式会社代表取締役副社長・
　　　　　　　　一般社団法人日本ガーデンセラピー協会理事・熊本大学客員准教授）

長島司　　　　（セダーファーム代表）

篠原久仁子　　（フローラ薬局代表取締役・昭和大学兼任講師・東京薬科大学客員教授）

ガーデンセラピー講座[1]
## アロマセラピー学

2017年5月15日　初版第一刷発行

| | |
|---|---|
| 監　修 | 塩田　清二 |
| 発行人 | 佐藤　裕介 |
| 編集人 | 遠藤　由子 |
| 制　作 | 原田　昇二 |
| 発行所 | 株式会社　悠光堂 |
| | 〒 104-0045　東京都中央区築地 6-4-5 |
| | シティスクエア築地 1103 |
| | 電話：03-6264-0523　FAX：03-6264-0524 |
| | http://youkoodoo.co.jp/ |
| デザイン | 株式会社シーフォース |
| 印刷・製本 | 株式会社シナノパブリッシングプレス |

無断複製複写を禁じます。定価はカバーに表示してあります。
乱丁本・落丁本は発売元にてお取替えいたします。

ISBN978-4-906873-74-6　C0047
©2017 Seiji Shioda, Printed in Japan